Malteser

Das Kinder-Sicherheitsbuch

Zu den Autoren:

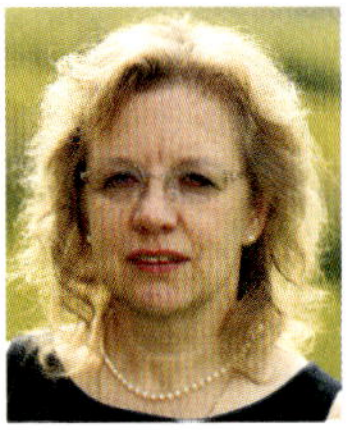

Dr. med. Ursula Sottong MPH,
Ärztin, Gesundheitswissenschaftlerin und mehrfache Mutter, leitet die Abteilung für Gesundheitsförderung und Prävention bei den Malteser Werken und ist verantwortlichen für die Entwicklung von Programmen in diesem Bereich. Sie hat mehrere Bücher mitgeschrieben und zahlreiche Broschüren zur Gesundheitsförderung verfasst.

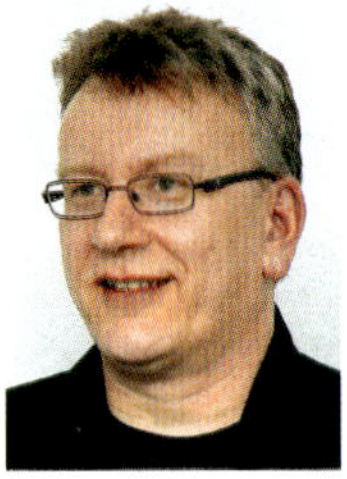

Stefan Markus,
Jahrgang 1966, Rettungsassistent und mehrfacher Pflegevater, ist Referatsleiter »Erste Hilfe« im Generalsekretariat der Malteser und in dieser Funktion für die Konzeption der Breitenausbildung bei den Maltesern verantwortlich. Einer der Schwerpunkte seiner Arbeit war die Entwicklung des Programms »Abenteuer Helfen«, einem modularen Angebot für Kinder und Jugendliche zur Werteentwicklung.

Neben den Autoren haben Dr. med. Rainer Löb, M.A., Dipl. Soz. Päd. Annegret Braun und Regina Jäger entscheidend zur Entstehung und Drucklegung dieses Buchs beigetragen. Dr. Löb, der das Buch kritisch gegengelesen hat, ist Chefarzt der Anästhesiologie, Intensiv-, Notfall- und Schmerzmedizin an der St. Barbara-Klinik in Hamm Heessen. Der Familienvater ist seit dem Jahr 2000 Bundesarzt des Malteser Hilfsdienstes und als solcher für die medizinischen Belange der Hilfsorganisation zuständig. Annegret Braun und Regina Jäger, ebenfalls mehrfache Mutter, sind Mitarbeiterinnen der Gesundheitsförderung und Prävention und haben zuverlässig und mit vielen Anregungen den Umbruch und die Drucklegung begleitet.

Zum Herausgeber:

Die Malteser sind eine der großen caritativen Hilfsorganisationen in Deutschland und an mehr als 700 Orten bundesweit vertreten. Zu ihren Aufgaben gehören neben Katastrophenschutz, Ausbildung, Rettungsdienst und dem weltweiten Rückholdienst, Ambulante Pflege, Menüservice, Hausnotruf und Krankentransport. Die Malteser sind Träger von Krankenhäusern, Altenhilfeeinrichtungen, Hospizen, Jugendhilfeeinrichtungen und Schulen, und verfügen über Kompetenzen in der Migration, Gesundheitsförderung und Prävention.
Zum Bereich der Ausbildung gehört u.a. auch das Fit machen für den Fall der Fälle: lebensrettende Sofortmaßnahmen im Betrieb, im häuslichen Umfeld, auf dem Weg zum Führerschein und bei Kindernotfällen. Angebote für Kids wie »Abenteuer Helfen« runden das Angebot ab.
Die Arbeit der Malteser Gesundheitsförderung und Prävention zeichnet sich durch eine große Bandbreite aus. Von der Kinder- und Jugendarbeit über Programme zur gesunden Ernährung, Bewegung und Lebensweise bis hin zu Schulungsangeboten für Multiplikatoren in Sachen Sexualpädagogik, Gewalt- und Suchtprävention und Entwicklung von Sinn- und Lebensperspektiven.

Malteser

Das Kinder-Sicherheitsbuch

Zuhause und unterwegs:
Gefahren erkennen und gezielt vorbeugen

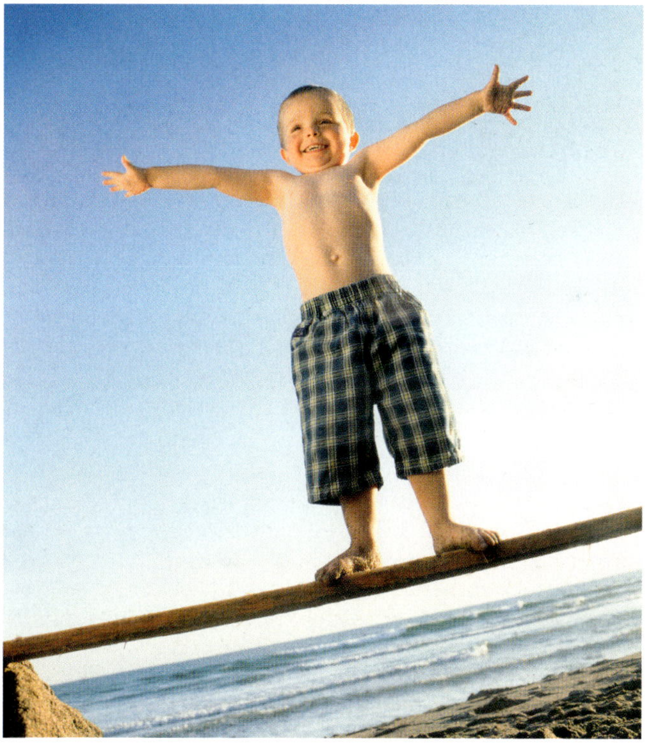

Malteser
...weil Nähe zählt.

TRIAS

SPECIAL

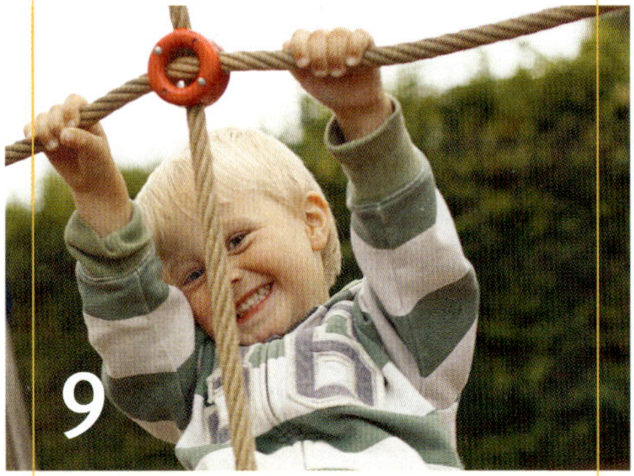

Kinder sind mutig und immer neugierig, sie möchten mit großen Schritten die Welt erobern – seien Sie sein zuverlässiger Begleiter und bewahren Sie es vor Risiken und Gefahren. So steht dem Tatendrang nichts im Wege.

Häufige Infekte und Erkrankungen sind in den ersten Lebensjahren ganz normal. Aber Sie können mit regelmäßigen Besuchen beim Kinderarzt und Impfungen, gesunder Ernährung und einer schadstoffarmen Umgebung Ihrem Kind helfen, damit gut fertig zu werden.

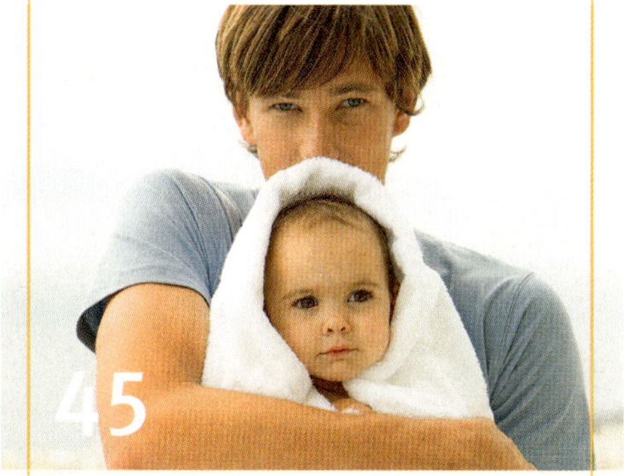

Unfälle im häuslichen Bereich lassen sich vermeiden. Betrachten Sie ihre Wohnung mit den Augen Ihres Kindes und beseitigen Sie die Gefahrenquellen. Schon mit kleinen Maßnahmen können Gefahren im Haus gemindert werden.

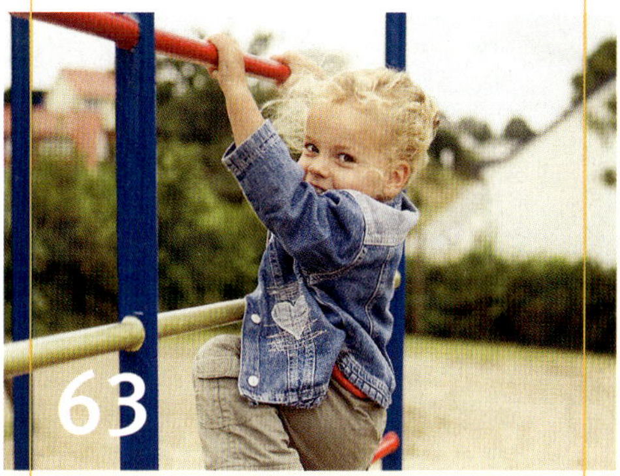

Der Aktionsradius Ihres Kindes wird größer. Im Straßenverkehr, auf dem Spielplatz, im Urlaub und auch zu Hause lauern Stolperfallen. Ihr Kind lernt nun mit Ihrer Hilfe zunehmend selber, sich richtig zu verhalten und Gefahren zu erkennen.

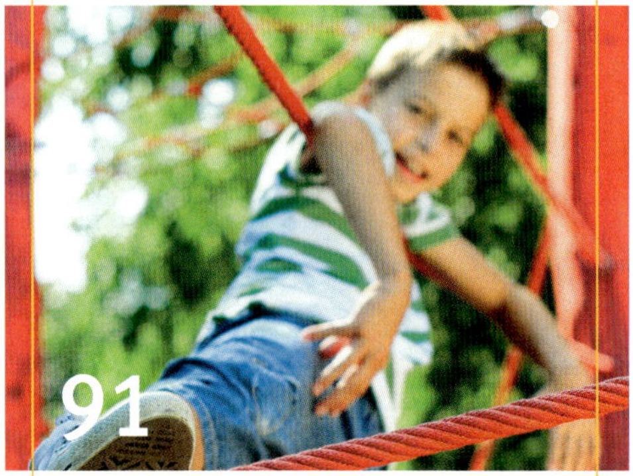

Auf einen Blick: die wichtigsten Handgriffe bei kleinen und größeren Ereignissen: von Sonnenstich, über Unterkühlung, Verbrennungen, Blutungen bis zum Schock.

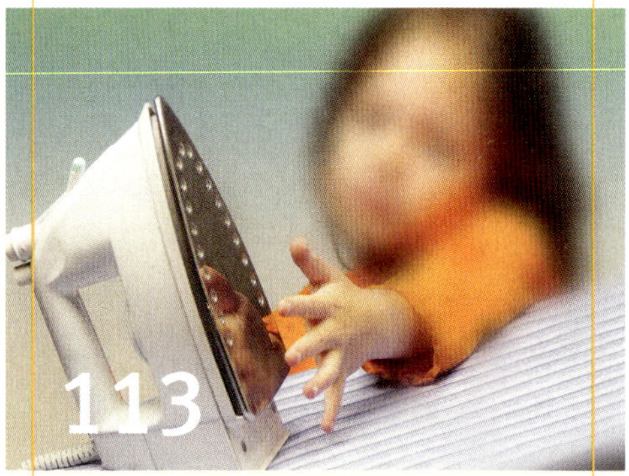

Vom Asthmaanfall und Fremdkörpern in der Nase bis zu Wunden und dem gefürchteten Zeckenbiss – schnell finden Sie, wie Sie bei den häufigsten kindertypischen Notfällen richtig handeln.

Vorwort

Kinder auf ihrem Weg in die Welt der Erwachsenen durch viele Aufregungen und Abenteuer hindurch zu begleiten und sie auf mögliche Klippen und Gefahren vorzubereiten ist eine Aufgabe, die Eltern beglückt und herausfordert zugleich.

Gerade in den ersten Lebensjahren brauchen Kinder viel liebevolle Zuwendung und das Gefühl von Sicherheit und Geborgenheit, damit sie sich entwickeln können. Da gilt es Trost zu spenden, wenn sie Blessuren davontragen, zu bestärken, wenn das Hindernis zu groß zu sein scheint, und zu loben, wenn endlich nach vielen Anstrengungen etwas geglückt ist.

Da fällt es nicht immer leicht die Balance zu halten zwischen Behüten, Vorsorgen und Loslassen. Schließlich ist vieles für Kinder durchaus nicht immer so ungefährlich, sei es die Steckdose im Kinderzimmer, die heiße Milch auf der Herdplatte, allerlei Lösungsmittel in der Putzkammer oder Fahrradfahren im Straßenverkehr. Auch die immer wieder auftretenden Krankheitsphasen mit Fieberschüben, Übelkeit und nicht essen wollen halten Eltern in Atem.

Dieses Buch zeigt in leicht verständlicher Sprache auf, wie Kinder sich in den ersten Lebensjahren entwickeln, wie Eltern diese Entwicklung unterstützen und mögliche Gefahrenquellen erkennen und entschärfen können, und was im Notfall getan werden muss, um Schlimmeres zu verhindern. Informationen über eine gesunde Lebensweise, typische Erkrankungen, die notwendigen Vorsorgeuntersuchungen und Impfungen sowie Tipps für die alltäglichen Herausforderungen runden das Buch ab.

Ein Buch, das Eltern für den Alltag mit Kindern rüstet und bestärkt. Ein lesenswertes Buch!

Regensburg, im März 2010

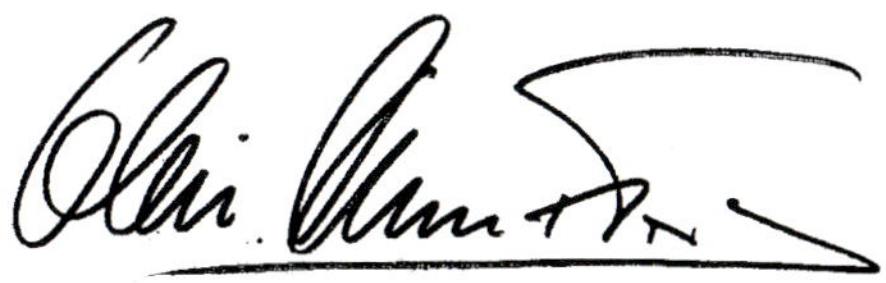

Fürstin Gloria von Thurn und Taxis

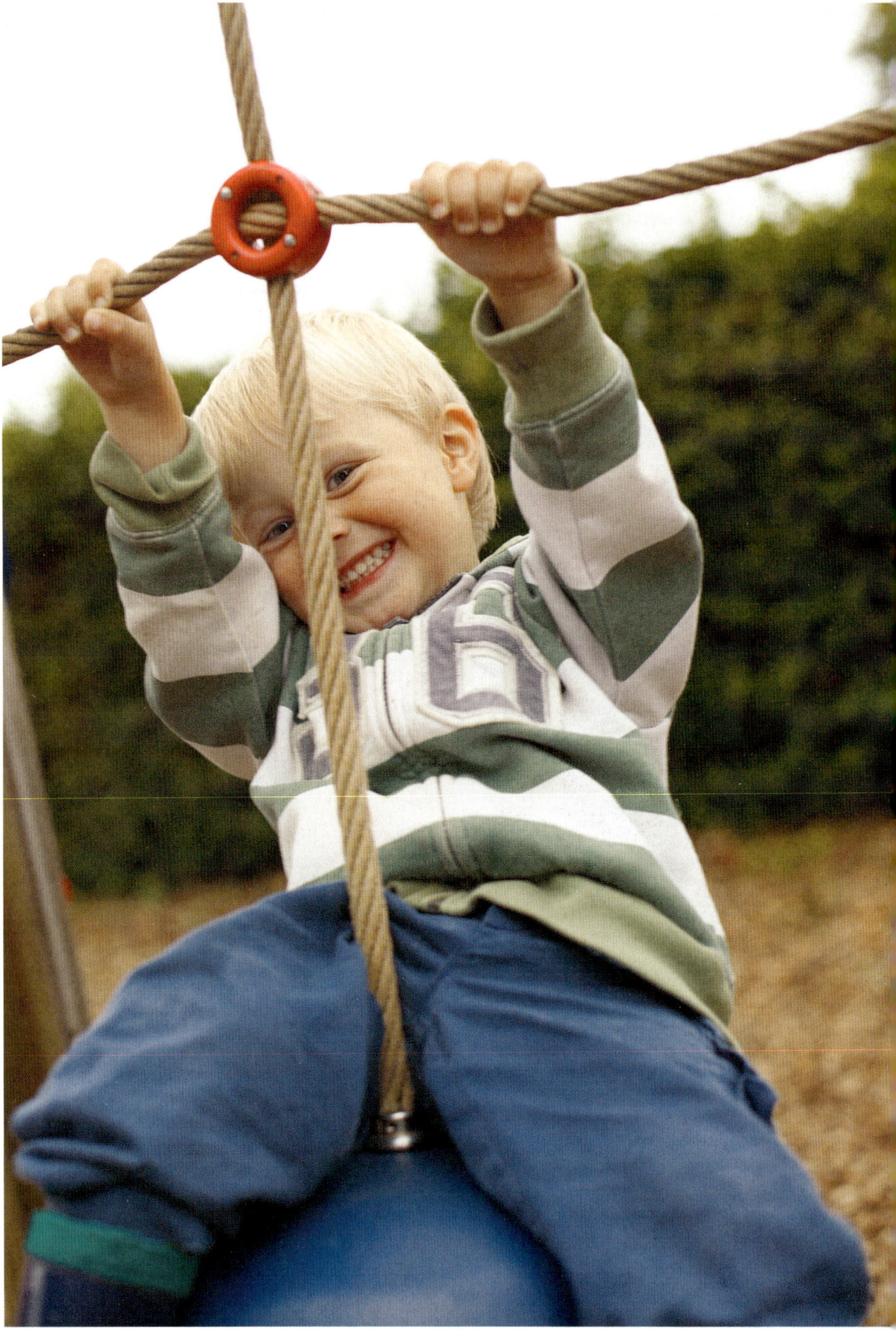

»Die Kinder brauchen uns nur kurze Zeit, aber in dieser Zeit brauchen sie uns dringend.« *(Caroline Pratt)*

Einleitung

Gesunde Kinder sind mutige Kinder. Sie fordern uns heraus. Und das 24 Stunden am Tag. Sie sind scheinbar permanent in Bewegung und ihr Aktionsradius nimmt mit jedem Entwicklungsschritt zu. Unsere Aufgabe ist es, den damit verbundenen Risiken und Gefahren für ihre Gesundheit zuvorzukommen. Denn: Kinder brauchen lange, bis sie ein Gefühl für die Gefahren entwickeln und sich entsprechend verhalten.

Leben mit dem Risiko

Das Zusammenleben mit Kindern verlangt Eltern einiges ab: starke Nerven, eine gehörige Portion Gelassenheit und ein gutes Gespür für Gefahrenmomente. Starke Nerven, wenn der eben noch entzückende Kleine in den Baum gestiegen ist und allein nicht mehr herunterkommt, Gelassenheit, wenn das Küken der Familie sich trotz aller Verbote an der Cola-Flasche des Besuchs gütlich getan hat und die Bereitschaft zu »Alarmstarts«, wenn es im Kinderzimmer plötzlich verdächtig ruhig wird. Da liegen die Nerven schon mal gehörig blank und ein Gefühl der Ohnmacht macht sich breit.

Verstärkt wird dieses Gefühl gelegentlich noch durch Pressemeldungen über die Gefahren genveränderter Nahrungsmittel, Schadstoffe in der Muttermilch, verseuchter Kindernahrung, schädlicher Farbstoffe in der Kinderkleidung und ... und ... und .... Ein scheinbar unüberschaubares Dickicht an möglichen Gefahrenquellen. Hier gilt es, das richtige Maß zu finden und sich zu fragen:

Was sind wirklich die häufigsten Gefahrenquellen im Alltag und was kann ich von meiner Seite aus dazu beitragen, dass mein Kind sie unbeschadet übersteht oder sie zu vermeiden lernt?

Die meisten Kinderunfälle ereignen sich zu Hause und in der Freizeit. Schon mit kleinen Mitteln können Gefahren im Haus gemindert werden. Eine kindgerechte und sichere Umgebung gibt Eltern wie Kindern die nötige Ruhe, ohne die Entdeckerlust der Kleinen und die Freude am Beobachten ihrer Erkundungszüge unnötig zu beschränken. Das fängt bei der Wohnungseinrichtung an und geht über Elektroleitungen, Heißwasseranschlüsse, Gartenteiche, richtiges Verhalten im Straßenverkehr bis hin zu einer schadstoffarmen Umgebung. Darüber hinaus fördert das Zusammenleben mit Kindern auch die Gesundheit der Erwachsenen; denn das, was dem Kind schadet, ist auch für Erwachsene nicht immer unbedenklich – angefangen bei den Zigaretten über zu viel Süßes in den Nahrungsmitteln bis hin zu möglichem Elektrosmog.

Gerade in den ersten Lebensjahren gehören die kleineren und größeren Krankheitsphasen mit Husten und Schnupfen, Fieberattacken, Unwohlsein und vielem mehr zum Alltag mit Kindern. Hier zu wissen, wann bewährte Hausmittel noch ausreichen und wann der Kinderarzt zurate gezogen werden sollte, kann vielen Müttern den Alltag erleichtern und ihren Kindern helfen, durch alle Krankheiten hindurch ein gutes Immunsystem auszubilden.

Für alle Kinder gibt es die sogenannten »U«s, die kostenlosen Früherkennungs-Untersuchungen beim Kinderarzt. Sie begleiten das Kind in den entscheidenden Jahren und helfen, Entwicklungsverzögerungen und Störungen rechtzeitig zu erkennen und einer Behandlung zuzuführen. Bei diesen Untersuchungen führt der Kinderarzt auch die notwendigen Impfungen durch, die das Kind vor bestimmten Erkrankungen und deren schwerwiegenden Folgeschädigungen schützen.

Zum vorausschauenden Denken und Handeln gehört auch das Wissen um das richtige Reagieren im Notfall, wenn das Kind sich verletzt hat, fiebert oder allergisch reagiert. Hier kommt es darauf an, einen kühlen Kopf zu bewahren, auf erlerntes Wissen zurückzugreifen und die richtigen Maßnahmen einzuleiten.

Vieles vom notwendigen Wissen findet sich in diesem Buch, die notwendige Übung vermitteln Erste-Hilfe-Kurse für Säuglinge und Kinder, die bundesweit angeboten werden. Im Anhang finden Sie eine Zusammenstellung von Internetadressen, die weitere Informationen bieten.

Eltern werden, Eltern sein

»Die Natur will, dass Kinder Kinder sind, bevor sie zum Erwachsenen werden.«
(Jean-Jacques Rousseau)

Das Leben mit Kindern unterliegt eigenen Gesetzen. Kaum sind sie da, entwickeln sie ihre individuellen Bedürfnisse, Ideen und Vorstellungen, die sie vehement und lautstark verteidigen und die durchaus in deutlichem Widerspruch zu den Interessen der Eltern stehen können – und wenn es nur um den Schlaf-Wach-Rhythmus und die Form der Mahlzeiten geht. Eben noch eingeschlossen und sicher verwahrt im Bauch der Mutter beginnen sie mit dem ersten Atemzug, das Leben ihrer Eltern auf den Kopf zu stellen und mit köstlichen Anekdoten und ungeahnten Aufregungen anzureichern. Die Herausforderungen, die sich daraus für alle Beteiligten ergeben, sind enorm. Gilt es doch, ein kleines, unselbstständiges und schutzbedürftiges Wesen auf seinem Weg zum Erwachsensein zu begleiten und ihm zu ermöglichen, eines Tages sein Leben in die eigenen Hände zu nehmen und eigenverantwortlich und unabhängig zu gestalten. Doch bis dahin ist es ein langer Weg, reich an Gefahren und unbekannten Risiken, verbunden mit vielfachen Sorgen um das Wohlergehen des Kindes.

Kinder sehen, hören, denken und fühlen anders als Erwachsene. Sie sind spontan und reagieren nicht unbedingt »logisch« in gefährlichen Situationen. Sie wollen sich bewegen, die Welt entdecken und erforschen. Sie wollen es alleine schaffen und bringen sich bisweilen damit in ausweglose Situationen. Die möglichen Gefahren rechtzeitig zu erkennen und von Anfang an zu vermeiden, lernen Kinder erst relativ spät. Bis dahin sind die Eltern in ständiger Alarmbereitschaft. Aber auch danach gibt es noch viele Momente, die Erwachsenen die »Haare zu Berge stehen« lassen.

In einer Zeit, in der viele Menschen nicht mehr wie selbstverständlich durch das Zusammenleben in den Familien ihre eigenen Erfahrungen mit Kindern sammeln können,

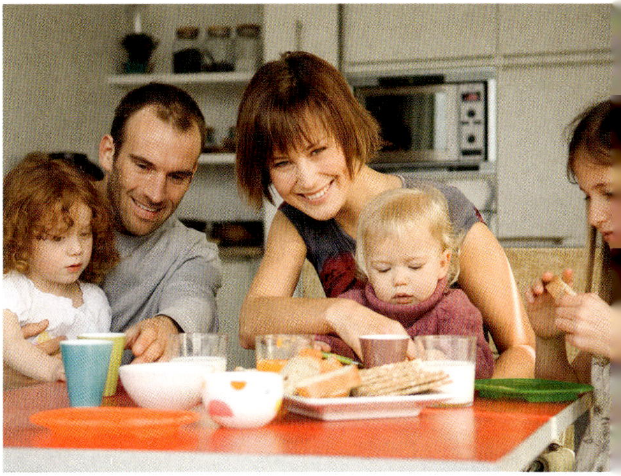

▲ Begleiten Sie Ihr Kind auf dem Weg in die Welt.

in der Wickel- und Stillkurse verloren gegangenes Wissen der Vorfahren ersetzen müssen, fällt es manchmal schwer, sich in die Vorstellungen und Gedanken von Kindern hineinzuversetzen. Für sie haben Dinge wie Zeit und Raum noch eine andere Bedeutung; Fantasie und Realität fließen bisweilen übergangslos ineinander über. Ein Tag ist fast wie eine Ewigkeit, Hunger muss sofort gestillt werden, Gartenzäune sind dazu da, überwunden zu werden, der Inhalt von Vaters Schreibtischschublade ist allemal interessanter als pädagogisch wertvolles Spielzeug und die ermahnenden Worte der Eltern fallen nicht zwangsläufig auf fruchtbaren Boden.

Da hilft oft nur eins: Stellen Sie sich darauf ein, dass die Welt der Kinder eine andere ist, und treffen Sie eine altersentsprechende Vorsorge, die Ihrem Kind eine optimale Entfaltung ermöglicht ohne es gleichzeitig so zu begrenzen, dass seine Kindheit zu einer Miniatur-Erwachsenenwelt mutiert.

Eltern sein heißt, von Anfang an darauf vorbereitet zu sein, dass aus dem anfänglichen Nesthocker ziemlich bald in kleineren und größeren Schritten ein Nestflüchter werden wird, der zwar immer wieder reumütig und trostbedürftig zurückkehrt, um sich dann aber bald wieder in neue Abenteuer zu stürzen.

Die Welt entdecken – die Nachfahren von Christoph Columbus

»Die Neugierde der Kinder ist der Wissensdurst nach Erkenntnis, darum sollte man diese in ihnen fördern und ermutigen.« (John Locke)

Kinder erleben sich selbst und ihre Umgebung mit allen Sinnen. Zunächst kennen und erkennen sie vor allem die Gerüche, Geräusche und Bilder ihrer Umgebung. Den Duft ihrer Mutter und ihrer Wiege, die Stimmen der Eltern und Geschwister und die Geräusche, die mit ihrem Alltag verbunden sind: das Gurgeln der Kaffeemaschine, das Klicken des Toasters, den morgendlichen Wecker, die schleifende Haustür. Nach und nach aber erweitert sich der Radius, die Welt hält Einzug. Alles ist neu, interessant, anregend, spannend und manchmal auch beängstigend.

Kinder haben einen nahezu unbändigen Entdeckerdrang. Nichts ist so reizvoll wie Vaters Glas, Mutters Tasche, die verschlossene Tür, die sich nur für Erwachsene öffnet, eine Flasche mit einer gelben Flüssigkeit im Kühlschrank, die geheimnisvolle Tastatur der Waschmaschine und der Kirschbaum in Nachbars Garten. Jetzt sind Sie als Eltern mehr und mehr gefordert, der Entdeckerfreude und Neugier, den Bewegungen und Aktivitäten des Nachwuchses gedanklich immer einen Schritt voraus zu sein, mögliche Fallen und Stolpersteine zu erkennen und den Weg für die jungen Entdecker sicher zu machen.

In den ersten beiden Lebensjahren haben Kinder noch keinen Sinn für Gefahrenmomente. Die ersten Schritte, das Gehen in unterschiedlicher Umgebung, das Klettern auf Stühle und Sofas, alles muss mühsam erlernt werden und weder die heiße Herdplatte noch das steile Treppenhaus werden als Bedrohung erlebt. Hinzu kommt, dass die Bewegungsabläufe teilweise noch sehr ungeübt sind und dadurch die Reaktionsfähigkeit der Kleinen wenig ausgeprägt ist.

Die Welt ist aus ihrer Sicht viel größer als sie den Erwachsenen vorkommt und manche Dinge können sie allein deshalb schon nicht sehen, weil ihr Gesichtsfeld im Vergleich zu dem Erwachsener noch eingeschränkt ist und sie Vieles, was am Rand stattfindet, nicht wahrnehmen. Bestes Beispiel dafür ist die Geschichte vom »Hans Guck-in-die-Luft«, der ins Wasser fällt, weil er nur den Himmel und die dunklen Wolken sieht.

Nicht ganz ungefährlich ist auch ihr ausgeprägter Nachahmungstrieb, der sie animiert, alles, was sie bei anderen Kindern oder Erwachsenen beobachten, selbst zu versuchen. Wenn es um die richtige Verwendung des Essbestecks, um regelmäßiges Zähneputzen oder das Stapeln von Bauklötzen geht, ist das mehr als erfreulich und eine gute Vorbereitung auf die nächsten Entwicklungsschritte. Wenn allerdings der Kleine versucht, wie der Vater die Steckdose aufzuschrauben, wird es brenzlig. Da empfiehlt es sich, solche Aktionen auf die Zeit, wenn die Kinder schlafen oder anderweitig intensiv beschäftigt sind, zu verschieben.

Mit drei, vier Jahren sind die Kinder dann schon souveräner und können unterscheiden, was sie leisten können bzw. auch dürfen oder auch nicht. Trotzdem gilt auch für diese Altersphase, dass diejenigen Dinge den stärksten Reiz auf sie ausüben, die sie am meisten interessieren. Der kleine Hund im Vorflur lässt die ermahnenden Worte der Kindergärtnerin vergessen, der beste Freund auf der anderen Straßenseite verführt zu einem Spontansprint über die Straße, der Duft des frisch gekochten Vanillepuddings lässt vergessen, wie heiß er ist.

Je älter die Kinder sind, umso vielfältiger die täglichen Ereignisse und Angebote. Sei es im Kindergarten oder in der Schule, mit dem Fahrrad auf der Straße oder auf dem Sportplatz. Aber: So nach und nach entwickeln sie ein Bewusstsein für akute Gefahrenmomente, wobei die Erkenntnis, dass etwas gefährlich werden könnte, oft noch relativ spät kommt, sozusagen mitten im Absturz. Das Erkennen von kritischen Momenten lernen Kinder in den ersten Schuljahren. Mit acht Jahren sind die meisten dann so weit, dass sie ums Risiko wissen und gelernt haben, sich entsprechend vorsichtig zu verhalten.

Jede Entwicklungsstufe und jedes Lebensalter hat so seine eigenen Möglichkeiten, Grenzen und Herausforderungen. Die Kunst besteht darin, den Kindern ihrem Alter und ihren Möglichkeiten entsprechend eine sichere Umgebung zu schaffen, in der sie sich frei bewegen und ihre eigenen Erfahrungen sammeln können, damit sie mit der Zeit immer selbstständiger werden und die Welt allein meistern können.

Doch Kinder sind unterschiedlich. Jedes Kind ist einzigartig, mit seinen Stärken und Schwächen. Es ist eine Persönlichkeit von Anfang an. Eltern kennen ihre Kinder und wissen um deren Eigenarten, Vorlieben und Bedürfnisse. Sie wissen um die kleine Draufgängerin, die immer als Erste etwas riskiert, den Träumer, die Vorsichtige und den Schüchternen, der ängstlich auf neue Situationen reagiert. Während die einen ein ständig wachsames Auge sowie klare Vorgaben und Strukturen benötigen, bedürfen die anderen der Ermutigung und Bestätigung, um Sicherheit in ihrem Alltag zu bekommen. Es gilt, jedem Kind die Aufmerksamkeit und Zuwendung zukommen zu lassen, die es für seinen persönlichen Lebensweg braucht. Das ist ein Balanceakt, der viel Kraft fordert.

»Kinder müssen mit Erwachsenen sehr viel Nachsicht haben.« (Antoine de Saint-Exupéry)

Nicht überbehüten, sondern fördern!

Kinder lernen vor allem durch Vorbilder. Sie beobachten ihre Umgebung und ahmen nach. Und das bereits ziemlich früh. Sie sehen, wie die Erwachsenen Werkzeuge benutzen, die Wäsche bügeln, den Fernseher anschalten oder auch die Tür öffnen. Sie wollen das dann auch, wie die Erwachsenen. Da helfen Verbote weniger als ein kontrolliertes Heranführen an den richtigen Gebrauch oder das sichere Wegschließen oder Wegstellen von Geräten, die für den kindlichen Gebrauch absolut ungeeignet sind. Oft gibt es aber auch Übergangslösungen wie die Schere ohne Spitze, mit der die Kinder erst mal nur Papier schneiden, ohne sich verletzen zu können, oder auch das kindersichere Besteck, mit dem der Gebrauch des Messers geübt wird. Es ist ein Lernen und Entdecken Stück für Stück, Moment für Moment.

Das heißt aber: Eltern kennen eigentlich so gut wie keine Verschnaufpausen; denn wenn sie gerade meinen, es einigermaßen geschafft zu haben, steht die nächste Aufgabe vor der Tür. Wenn alles getan wurde, um Unfälle beim Skateboard fahren in Grenzen zu halten und die Zähne mit einer Spange geschützt wurden, fällt der Knabe mit der Blockflöte im Mund die Treppe hinunter und schlägt sich einen Frontzahn aus.

Das ist Familienleben pur. Doch es lohnt sich. Das Zusammenleben mit Kindern ersetzt jedes Kino. Es lässt uns die Welt mit neuen Augen sehen, lehrt uns, den Augenblick zu schätzen und zu genießen und macht aus uns Experten des Lebens. Wer Kinder erfolgreich groß gezogen hat, kann sich auf viele Arbeitsplätze bewerben. Angefangen beim Bodyguard, über Sicherheitsberater, Reparaturwerkstätteninhaber, Entdecker von interessanten Spielplätzen, Überlebenstrainer in Supermärkten, Experte für Lob und Tadel, Geschichtenerzähler, großer Tröster bei kleinen Bagatellfällen bis hin zum Expeditionsbegleiter ins Leben.

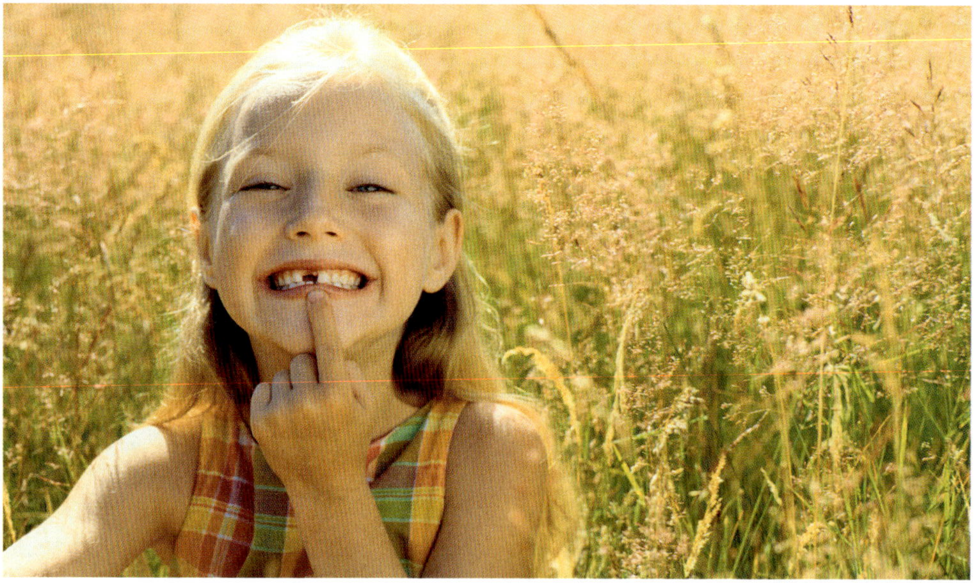

▲ Missgeschicke lassen sich nicht immer verhindern.

Krankheiten gehören zum Leben

»Kleine Kinder kleine Sorgen, große Kinder ...«

Von Krankheiten bleibt eigentlich niemand verschont. Sie gehören seit jeher zum Leben. In den ersten Lebensmonaten sind die Kleinen meist noch durch die Abwehrstoffe ihrer Mutter geschützt, die sie im Mutterleib erhalten haben, bis sie dann nach und nach selbst anfangen, ihre eigene Immunabwehr aufzubauen.

Krank zu sein ist schon für Erwachsene nicht ganz einfach. Selbst leichte Erkältungskrankheiten führen zu Unpässlichkeiten wie laufender Nase und Kopfschmerzen und beeinflussen das Wohlgefühl.

Den Kleinen geht es nicht anders, mit dem Unterschied, dass sie noch nicht verstehen, warum sie sich unwohl fühlen, Schmerzen haben und die Mutter sie ständig mit dem Thermometer traktiert. Sie brauchen in dieser Zeit viel Nähe, Trost und Zuspruch und strapazieren ihre Eltern dadurch sehr stark.

Für die Mütter ist es oft nicht einfach einzuschätzen, wie lange sie ihr Kind noch selbst versorgen können und wann sie mit ihrem Kind dann doch zum Arzt müssen. Aber nach und nach lernen sie ihr Kind immer besser kennen, können seine Körperzeichen richtig deuten und wissen, wie sie bei Fieber, Krupphusten oder Krampfanfällen zu reagieren haben. In diesem Buch finden Sie auf den Seiten 121, 125 und 128 wertvolle Informationen zu diesen Themen.

Je häufiger das Kind dann Kontakt mit anderen Menschen hat, umso größer die Wahrscheinlichkeit, dass es auf Bakterien oder Viren stößt, mit denen es sich noch nicht auseinandergesetzt hat. Oft helfen allerdings schon einfache Hygienemaßnahmen, wie Hände waschen, keine Küsschen und etwas Abstand zu stark erkälteten Menschen, um einer Ansteckung vorzubeugen. Regelmäßige Aufenthalte im Freien, eine ausgewogene vitaminreiche Ernährung und das Vermeiden von Überhitzung im Wohn- und Schlafbereich stimulieren und unterstützen zudem das kindliche Immunsystem.

Trotzdem sind manche Kinder bis in die Schulzeit immer wieder krank. Es macht aber wenig Sinn, sie abzuschirmen; denn früher oder später muss ihr Körper lernen, sich den Herausforderungen zu stellen.

KINDER

»Sind die Kinder klein, müssen wir ihnen helfen, Wurzeln zu fassen. Sind sie aber groß geworden, müssen wir ihnen Flügel schenken.« *(Aus Indien)*

So bleibt mein Kind gesund

»Vorsorge ist besser als Nachsorge«, das ist eine allgemein akzeptierte Weisheit und trifft auch auf das Zusammenleben mit Kindern zu. Mit Vorsorge kann vieles gemeint sein, die kindersichere Wohnung, die Erziehung zu angemessenen Umgangsformen, das Sparbuch für die Absicherung der Zukunft, oder auch die »Vor-Sorge« für ein gesundes Leben.

Das Immunsystem

Im ersten Lebensjahr ist das Kind nicht nur in seiner motorischen Entwicklung gefordert. Auch das Immunsystem bekommt reichlich zu tun. Während in der Schwangerschaft und in den ersten zwei bis drei Monaten nach der Geburt das Kind noch durch mütterliche Antikörper, die über den Mutterkuchen das Kind erreicht haben, gegen viele Erkrankungen gut geschützt ist, muss es sich danach selbst um seine Abwehr kümmern und eigene Antikörper bilden. Das ist auch der Grund, warum in diesem Zeitraum die ersten Impfungen durchgeführt werden.

Übrigens: Gestillte Kinder sind hier gegenüber Kindern, die Flaschennahrung erhalten, in den ersten Monaten glatt im Vorteil; denn die Muttermilch ist nicht nur exakt an die Nahrungsbedürfnisse des Säuglings angepasst, sondern enthält auch Antikörper, die als Schutz vor Infektionen dienen. Besonders die in den ersten Tagen nach der Geburt produzierte Milch, das Kolostrum, ist reich an Antikörpern, die sich bereits beim ersten Stillen in der Schleimhaut des kindlichen Magen-Darm-Trakts ausbreiten und dort eine Schranke gegen Bakterien und Krankheitskeime bilden.

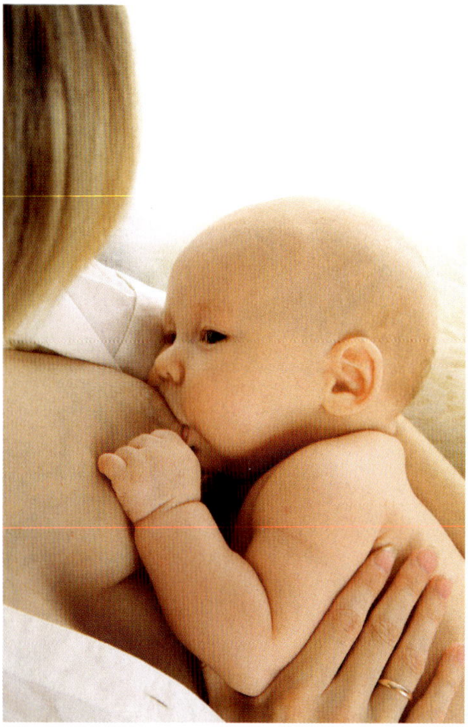

▲ Muttermilch ist das Beste für Ihr Kind.

Spätestens dann, wenn das Kind beginnt, seine Umwelt näher zu erforschen, alles zu »be-greifen« und in den Mund zu nehmen, treffen Bakterien und Viren verstärkt auf ein sich noch entwickelndes Immunsystem, was dazu führt, dass Säuglinge und Kleinkinder häufiger krank sind als ältere Kinder oder Erwachsene.

Die meisten dieser Erkrankungen sind eher »banal«, auch wenn sie für die Mütter aufreibend sind, weil das Kind unleidlich ist, schlecht schläft und möglicherweise viel »knöttert«. Das kindliche Immunsystem, unterstützt durch Ruhe, fiebersenkende Maßnahmen und ausreichend Flüssigkeitszufuhr, wird im Allgemeinen allein damit fertig. Eine Reihe der sogenannten Kinderkrankheiten sind aber aufgrund ihrer Komplikationen nicht als »banal« einzustufen. Wer sein Kind vor diesen Krankheiten schützen will, sollte seine Körperabwehr fördern und durch Impfungen unterstützen.

Bei jedem Kontakt mit Krankheitserregern kommt es zur Bildung von Antikörpern, die entweder lebenslang, wie bei Masern und Mumps, oder zumindest eine Weile vor einer erneuten Infektion mit dem gleichen Erreger schützen. Das nennen wir Immunität. Ein Kind, das einen geregelten Tagesablauf hat, ausreichend schläft, ausgewogen ernährt wird und sich viel an der frischen Luft bewegt, hat die besten Voraussetzungen für eine gute Immunabwehr.

Durch Impfungen kann man das Immunsystem zusätzlich wappnen und unterstützen. Bei einer Impfung werden dem Körper abgetötete oder abgeschwächte Krankheitserreger zugeführt, auf die das Immunsystem wie bei einer richtigen Erkrankung reagiert und Abwehrstoffe (Antikörper) entwickelt. Wenn dann der Körper mit den »richtigen« Krankheitserregern in Kontakt kommt, kann er die Krankheitserreger vernichten und somit den Ausbruch der Krankheit verhindern.

Ist die Infektion schon im Anzug und die Zeit für die Antikörperbildung reicht nicht mehr aus, kann auch »passiv« geimpft werden. Das heißt, dem Körper werden Antikörper verabreicht. Über die jeweilige Impfform muss auf jeden Fall ein Arzt entscheiden.

Impfungen im Kindesalter

Wir leben heute in einer Zeit, in der viele Menschen die »klassischen« Kinderkrankheiten mit all ihren Komplikationen – wie lebensbedrohliche Gehirnhautentzündung oder Lähmungen – kaum noch aus eigener Anschauung kennen. Zu diesen Erkrankungen zählen u.a. Masern, Mumps, Kinderlähmung und Röteln. Sie werden durch Bakterien oder Viren hervorgerufen und sind in der Regel so ansteckend, dass nahezu alle nicht geimpften Personen daran erkranken, wobei der Krankheitsverlauf bei den Erwachsenen meist schwerer und komplikationsreicher ist als bei den Kindern. Für die meisten Erkrankungen gibt es auch heute noch keine geeignete Therapie.

Vor Einführung der Impfungen waren diese Erkrankungen so stark verbreitet, dass die meisten Menschen schon als Kinder daran erkrankten – darum auch Kinderkrankheiten – und bleibende Schäden davontrugen bzw. verstarben. In den letzten hundert Jahren ist es der Wissenschaft gelungen, gegen diese und weitere Infektionserkrankungen geeignete Impfstoffe zu entwickeln, die den Ausbruch dieser Krankheiten verhindern bzw. deren Krankheitsverläufe abschwächen. Dazu gehören unter anderem:

Diphtherie Diphtherie ist eine hoch ansteckende bakterielle Erkrankung, die immer noch bei jedem fünften Krankheitsfall zum Tode führt. Dicke eitrige Beläge auf den Mandeln und im Kehlkopfbereich führen zu Atemnot und Erstickungsanfällen, außerdem können die Bakterien auch Entzündungen von Herzmuskel und Hirnnerven hervorrufen.

Grippe (Influenza) Kinder mit chronischer Bronchitis, Stoffwechselstörungen, Erkrankungen des Herz-Kreislauf-Systems und der Niere sollten gegen Grippe geimpft werden. Dies ist bei Kindern ab dem sechsten Lebensmonat möglich. Die Impfung gibt Schutz für ein Jahr und sollte in der Regel im Herbst, also vor Ausbruch der alljährlichen Grippewelle, durchgeführt werden. Nicht geimpft werden sollten Kinder mit einer bekannten Allergie gegen Inhaltsstoffe des Grippe-Impfstoffs oder einer Überempfindlichkeit gegen Hühnereiweiß.

Haemophilus influenzae Typ b (Hib-) Infektionen Haemophilus influenzae-Bakterien kommen nur beim Menschen vor und finden sich vor allem auf den Schleimhäuten der oberen Atemwege. Während sie für Erwachsene und ältere Kinder in der Regel ungefährlich sind, können sie bei Säuglingen und Kleinkindern zu schweren Erkrankungen führen. Gefürchtet sind vor allem lebensbedrohliche Entzündungen des Kehlkopfs und eitrige Gehirnhautentzündungen, die mit hohem Fieber, Erbrechen und Krampfanfällen einhergehen. Die Krankheit wird durch Tröpfcheninfektion von Mensch zu Mensch übertragen. Weitere Komplikationen sind Mittelohrentzündungen, Blutvergiftung und Lungenentzündungen.

Hepatitis B Hepatitis B ist eine Erkrankung der Leber (Gelbsucht), die durch das Hepatitis-B-Virus (HBV) hervorgerufen wird. Bei jedem zehnten erkrankten Menschen wird die Erkrankung chronisch, bei ihnen bleibt das Virus im Körper. Chronisch infizierte Menschen sind eine Infektionsquelle für ihre Umgebung. Neben Hepatitis B gibt es eine Reihe weiterer Hepatitisformen. In Deutschland sind vor allem Hepatitis A und C noch von Bedeutung. Während die Hepatitis C meistens chronisch verläuft und eine Impfung nicht möglich ist, verläuft die Hepatitis A bei den meisten Erkrankten unerkannt. Sie tritt vor allem unter hygienisch schlechten Verhältnissen auf; eine Impfung gegen Hepatitis A ist möglich.

Keuchhusten (Pertussis) Keuchhusten ist eine langwierige, durch Bakterien hervorgerufene Erkrankung, die für Neugeborene und Säuglinge lebensbedrohlich sein kann. Keuchhusten wird durch Tröpfcheninfektion (durch Husten oder Niesen) übertragen und tritt v. a. im Kindergartenalter auf. Empfohlen wird deshalb, Säuglinge und Kleinkinder gegen Keuchhusten zu impfen. Wegen der geringen Dauer der Immunität (sowohl nach Erkrankung als auch nach Impfung nur ca. zehn bis zwölf Jahre) können sich Jugendliche wieder neu anstecken. Deshalb ist eine Auffrischimpfung im Kindes- und Jugendalter wichtig.

Kinderlähmung (Poliomyelitis) Die Kinderlähmung ist eine Viruserkrankung, die zu Lähmungen der Arme, Beine und der Atmung sowie zum Tod führen kann. Der Name Kinderlähmung ist irreführend, denn auch Erwachsene können daran erkranken. Die meisten Kranken mit Lähmungen behalten bleibende Schäden.

Masern Die Masern werden bis heute noch von manchen Menschen als harmlose Kinderkrankheit angesehen, was sie aber nicht sind, ganz im Gegenteil. Sie stellen eine schwere Erkrankung dar, die zu lebensbedrohlichen Komplikationen wie Lungen- oder Gehirnentzündung (Masern-Enzephalitis) mit bleibenden Schäden führen kann. Die Komplikationsrate nimmt mit steigendem Lebensalter zu. Mit Einführung der Masernimpfung ist die Zahl der Erkrankungen merklich zurückgegangen. Trotzdem kommt es immer wieder regional zu Masernepidemien, da nicht genügend Kinder geimpft werden. Die Masern sind eine meldepflichtige Erkrankung.

Meningokokken-Infektionen Bakterielle Hirnhautentzündungen werden neben Haemophilus influenzae Typ b und Pneumokokken auch durch Meningokokken ausgelöst. Die meisten Krankheitsfälle treten im Säuglings- und Kleinkindalter sowie bei Jugendlichen auf. Für alle Kinder wird deshalb eine Impfung ab dem vollendeten 12. Lebensmonat empfohlen.

Mumps Mumps, landläufig auch Ziegenpeter genannt, ist eine ansteckende Erkrankung der Speicheldrüsen. In der Regel schwellen die Ohrspeicheldrüsen schmerzhaft an. Es können aber auch andere Organe betroffen sein, z. B. die Bauchspeicheldrüse und die Hoden bzw. Eierstöcke. Bei jedem zehnten Erkrankten tritt eine Erkrankung der Hirnhäute (Mumps-Meningitis) als Komplikation auf. Seltener, aber schwerwiegender sind beidseitige Hörstörungen durch Mumps, die zu bleibender Schwerhörigkeit und Taubheit führen können. Eine weitere Komplikation ist eine bleibende Unfruchtbarkeit durch eine Entzündung der Hoden.

Pneumokokken-Infektionen Pneumokokken können Entzündungen der Hirnhäute (Meningitis), der Lungen, der Mittelohren und der Nasennebenhöhlen hervorrufen. Die Impfung gegen Pneumokokken wird für alle Säuglinge und Kleinkinder ab dem vollendeten zweiten Lebensmonat sowie für ältere Kinder und Jugendliche mit erhöhter gesundheitlicher Gefährdung (z. B. HIV-Infektion, nach Knochenmarktransplantation, Sichelzellenanämie) empfohlen.

Rotavirus-Infektionen Rotaviren lösen bei Säuglingen und Kleinkindern schwere Durchfallerkrankungen mit Erbrechen aus. Der wirksamste Schutz gegen Rotaviren ist neben einer sorgfältigen Hygiene die Schluckimpfung, die vom Verband der Kinder- und Jugendärzte empfohlen wird.

Röteln Die Röteln sind eine bei Kindern meistens leicht verlaufende Virusinfektion. Sie führen zu einem typischen Hautausschlag, zu Fieber, Schnupfen, Kopfschmerzen und gelegentlich auch zu Gelenkentzündungen und Lymphknotenschwellungen. Besonders gefährlich sind die Röteln in den ersten drei Monaten der Schwangerschaft, da sie hier zu schweren Schädigungen des ungeborenen Kindes führen können. Fehlbildungen sind vor allem an Ohren, Augen, am Herzen und am Gehirn beobachtet worden. Mit der generellen Impfung aller Kinder und Jugendlichen soll verhindert werden, dass schwangere Frauen sich überhaupt anstecken können.

Tetanus Tetanus, auch Wundstarrkrampf genannt, ist eine lebensgefährliche, von Bakterien übertragene Krankheit, die Menschen jeden Alters bedroht. Der vor allem in der Erde und im Straßenstaub vorkommende Tetanuserreger kann durch kleinere Schnitt-, Riss-, Biss- oder Schürfwunden sowie offene Ekzeme und Verbrennungswunden in die Haut gelangen, sich vermehren und das krank machende Gift bilden. Trotz moderner Behandlungsmethoden liegt die Sterblichkeit ungeimpfter Tetanuskranker noch immer bei mehr als 30 Prozent.

Windpocken (Varizellen) Die Windpocken sind eine hoch ansteckende Viruserkrankung, die sowohl durch direkten Kontakt als auch durch die Luft übertragen werden kann. Am gesamten Körper kommt es zur Bildung von stark juckenden Bläschen, die eintrocknen und als Krusten abfallen. Die Windpocken bleiben so lange ansteckend, bis das letzte Bläschen abgeheilt ist. Gefährlich werden die Windpocken v. a., wenn eine schwangere Frau sich ansteckt, da es zu Schädigungen des ungeborenen Kindes kommen kann. Menschen, die an Windpocken erkrankt waren, aber auch geimpfte Personen können im späteren Leben an einer Gürtelrose erkranken.

Wann wird geimpft?

Es gibt Empfehlungen der Ständigen Impfkommission (STIKO), in welchem Alter und gegen welche Erkrankungen ein Kind geimpft werden sollte. Diese Empfehlungen sind in einem Impfkalender zusammengefasst, den u. a. die Kinderärzte vorhalten. Meist wird in Zusammenhang mit den Vorsorgeuntersuchungen geimpft. Ist der Säugling gesund, wird er zum ersten Mal mit dem vollendeten zweiten

Impfmüde?

Impfungen gehören zu den wirksamsten Maßnahmen zur Bekämpfung von lebensbedrohlichen Erkrankungen. Nur eine gute Durchimpfung der Bevölkerung kann letztlich bewirken, dass die Erkrankungen endgültig ausgemerzt werden, wie das z. B. bei der Kinderlähmung heute in Europa der Fall ist. Der Nutzen und die sehr gute Verträglichkeit der in Deutschland verwendeten Impfstoffe sind erwiesen. Trotzdem stehen Impfungen immer wieder im Sperrfeuer der Kritik. Aber denken Sie daran:

- Impfungen sind wichtig, damit ein Kind frühzeitig einen ausreichenden Schutz gegen Krankheiten aufbauen kann, die mit schweren Komplikationen verbunden sind und für die es zum Teil auch heute noch keine geeignete Behandlung gibt.
- Impfungen sind außerdem wichtig für die Reifung des kindlichen Immunsystems, also für die Entwicklung der körpereigenen Abwehr, denn sie regen die für die Abwehr verantwortlichen Zellen an, krankmachende Erreger zu erkennen und Abwehrstoffe gegen sie zu bilden. Frühzeitig aktiviert, funktioniert das immunologische Gedächtnis oft lebenslang.

Woher kommen die Impfstoffe?

Impfstoffe sind biologische Arzneimittel, deren Herstellung strengen Hygienemaßnahmen und nachhaltigen Kontrollen aller Produktionsschritte unterliegen. Ausgangsmaterialien sind Viren oder Bakterien bzw. deren Bestandteile. Alle in Deutschland verwendeten Impfstoffe müssen vom Paul-Ehrlich-Institut (PEI), dem Bundesamt für Sera und Impfstoffe, zugelassen sein. Das Verfahren beinhaltet strenge Auflagen, z. B. ständige Kontrollen der Produktionskette durch das Institut und die Überwachung von bereits zugelassenen Impfstoffen. Spätestens alle fünf Jahre wird außerdem geprüft, ob ein Impfstoff noch den aktuellen Anforderungen entspricht.

Der Bundesverband der Kinder- und Jugendärzte betont in seinen Verlautbarungen ausdrücklich, dass der Nutzen und die sehr gute Verträglichkeit der in Deutschland verwendeten Impfstoffe zweifelsfrei erwiesen sind und dass vor allem die Krankheiten, gegen die geimpft wird, nicht ungefährlich sind.

Lebensmonat geimpft. Gesund heißt bei allen Impfungen:

- Das Kind ist fieberfrei.
- Es liegt keine schwere Infektion vor bzw. das Kind ist derzeit nicht abwehrgeschwächt.
- In den folgenden drei Wochen ist kein operativer Eingriff geplant.
- Das Kind erhält keine Medikamente, die das Immunsystem schwächen.

Manchmal kommt es an der Impfstelle zu leichten Rötungen. Dann helfen kühlende Umschläge. Fällt die Reaktion deutlich heftiger aus oder entwickelt das Kind weitere Reaktionen wie Fieber oder auffallende Unruhe, sollten Sie sich mit dem Arzt in Verbindung setzen.

Wie wird geimpft?

Damit nicht unnötig oft »gepikst« werden muss, stehen mittlerweile gut verträgliche Kombinationsimpfstoffe zur Verfügung. Schon bei der ersten Impfung in den ersten Lebensmonaten wird ein einziger Impfstoff gleichzeitig gegen sechs verschiedene Infektionskrankheiten (Diphtherie, Hepatitis B, Haemophilus influenzae Typ b, Keuchhusten [Pertussis], Tetanus und Kinderlähmung) verwendet und läuft deshalb auch unter dem Begriff 6er-Impfstoff. Wie der folgenden Tabelle zu entnehmen ist, wird der Impfstoff insgesamt viermal verabreicht. Es folgen Impfungen gegen Masern, Mumps und Röteln und ggf. in der Zeckensaison von April bis November in den vom Robert Koch-Institut veröffentlichten FSME-Risikogebieten Impfungen gegen FSME (Frühsommer-Meningoenzephalitis nach Zeckenbiss). Die Notwendigkeit einer FSME-Impfung ist jeweils mit dem behandelnden Kinderarzt zu klären.

Wer zahlt die Impfung?

Schutzimpfungen sind Pflichtleistungen der gesetzlichen Krankenkassen. Nach § 20 d SGBV haben Versicherte Anspruch auf Leistungen für Schutzimpfungen im Sinne des § 2 Nr. 9 des Infektionsschutzgesetzes (IfSG).

Achtung:

- Versäumte Impfungen sollten möglichst bald nachgeholt werden.
- Frühgeborene werden unabhängig von ihrem Geburtsgewicht entsprechend dem empfohlenen Impfalter geimpft. Für sie wird zusätzlich die Pneumokokkenimpfung empfohlen.

Ein kleiner »Pikser« und Ihr Kind ist vor vielen Krankheiten geschützt. ▼

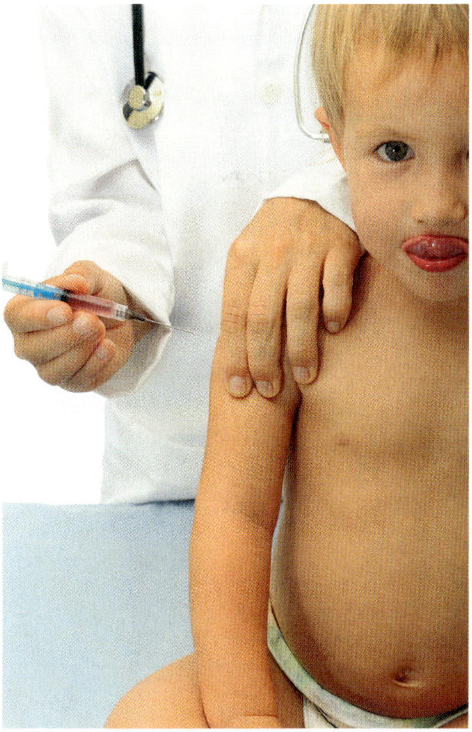

Übersicht über die offiziellen Empfehlungen der Ständigen Impfkommission (STIKO) für Säuglinge, Kinder und Jugendliche

	Vollendeter Lebensmonat					Vollendetes Lebensjahr	
Impfungen gegen	**2. Monat**	**3. Monat**	**4. Monat**	**11–14 Monate**	**15–23 Monate**	**5–6 Jahre**	**9–17 Jahre**
Grundimmunisierung* - Diphtherie - Tetanus - Keuchhusten - Hepatitis B - Kinderlähmung - Haemophilus influenzae Typ b (Hib)	1. Impfung	2. Impfung	3. Impfung	4. Impfung		Auffrischimpfung - Tetanus - Diphtherie - Keuchhusten	Auffrischimpfung - Tetanus - Diphtherie - Keuchhusten - Kinderlähmung
Pneumokokken	1. Impfung	2. Impfung	3. Impfung	4. Impfung			
Grundimmunisierung** - Masern - Mumps - Röteln - Varizellen			1. Impfung	2. Impfung Mindestabstand 4 bis 6 Wochen			Impfung - Windpocken
Meningokokken				Impfung ab dem vollendeten 12. Lebensmonat			

* mögl. mit 6-fach-Kombinationsimpfstoff
** mögl. mit 4-fach-Kombinationsimpfstoff

Alle Impfungen werden in einem Impfpass vermerkt, den die Eltern für ihr Kind aufbewahren, und in dem man vor allem jederzeit nachlesen kann, gegen welche Erkrankungen Impfschutz besteht. Mit Schuleintritt sollte ein Kind dann »durchgeimpft« sein. Für alle Impfungen gilt, dass sie nach einer bestimmten Zeit einer Auffrischung bedürfen, damit der Körper genügend Abwehrstoffe bildet. Das sollten Sie mit Ihrem Haus- bzw. Kinderarzt besprechen und die Termine rechtzeitig in Ihrem Kalender vormerken.

Vorsorgeuntersuchungen

Jedes Kind hat einen Anspruch auf insgesamt neun bzw. zehn kostenlose Vorsorgeuntersuchungen zuzüglich einer Jugendgesundheitsberatung (J1) um das 13. Lebensjahr. Normalerweise erhalten alle Eltern nach der Geburt ihres Kindes das Vorsorgeheft bereits mit den Daten der ersten Untersuchung ausgehändigt, in das dann alle weiteren Untersuchungen (U2 bis U9) eingetragen werden. Diese Vorsorgeuntersuchungen laufen nach einem festen Rhythmus ab. Denken Sie daran, Termine frühzeitig zu vereinbaren und einzuhalten.

Bei den Vorsorgeuntersuchungen geht es darum, Entwicklungsstörungen und -verzögerungen sowie Krankheiten frühzeitig zu erkennen und rechtzeitig zu behandeln, damit es nicht zu bleibenden Schäden kommt. Da die Früherkennung und rechtzeitige Behandlung mancher Erkrankungen nur in einer bestimmten Altersspanne erfolgreich ist, sind für alle Früherkennungsuntersuchungen Zeiträume angegeben, in denen die Untersuchungen durchgeführt werden sollten. Auch was die Entwicklung anbelangt, sind die Untersuchungstermine so gelegt, dass in einer bestimmten Zeitspanne wichtige Entwicklungsschritte beurteilt werden können.

Überprüft werden bei allen Untersuchungen körperliche Entwicklung, kindlicher Stoffwechsel, Hör- und Sprachentwicklung, Spiel- und Sozialverhalten und vieles mehr. Auch wenn Ihr Kind sich normal entwickelt und Sie als Eltern den Eindruck haben, dass alles in Ordnung ist, sollten Sie dieses Angebot im Interesse Ihres Kindes unbedingt nutzen. Denn bei den Vorsorgeuntersuchungen gibt es kein Zuviel.

INFO

Die Vorsorgeuntersuchungen

- U1: nach der Geburt: Die Neugeborenen-Erstuntersuchung.
- U2: 3. bis 10. Lebenstag: Die erste kinderärztliche Basisuntersuchung.
- U3: 4. bis 5. Lebenswoche: Das Neugeborene lebt sich ein.
- U4: 3. bis 4. Lebensmonat: Der Säugling entwickelt sich. Der erste Impftermin steht an.
- U5: 6. bis 7. Lebensmonat: Der Säugling wird zusehends beweglicher.
- U6: 10. bis 12. Lebensmonat: Der Start ins Kleinkindalter.
- U7: 21. bis 24. Lebensmonat: Auf dem Weg in die Selbstständigkeit.
- U7a: 34. bis 36. Lebensmonat: Vom Kleinkind zum Kindergartenkind.
- U8: 46. bis 48. Lebensmonat: Auf dem Weg zum Vorschulkind.
- U9: 60. bis 64. Lebensmonat: Bald geht's in die Schule.

U1: nach der Geburt Diese erste Untersuchung findet direkt nach der Geburt statt. Der neue Erdenbürger wird vermessen und die lebensnotwendigen Funktionen wie Atmung und Herz-Kreislauf-System werden untersucht. Mit einem speziellen Test, dem Apgar (Untersuchung zur Abklärung von **A**tmung, **P**uls, **G**rundtonus, **A**ussehen und **R**eflexen), wird festgehalten, ob Ihr Kind die Geburt gut überstanden hat. Es folgen Untersuchungen auf äußerlich erkennbare Fehlbildungen und eine Blutentnahme aus der Ferse zum Ausschluss verschiedener Stoffwechselerkrankungen. Ergänzend kann das sogenannte Neugeborenen-Hörscreening durchgeführt werden, bei dem die Hörfähigkeit gemessen wird.

U2: zwischen dem dritten und zehnten Lebenstag Jetzt erfolgt eine Basisuntersuchung durch den Kinderarzt, bei der alle Körperregionen, die Organe, der Bewegungsapparat und die Sinnesorgane eingehend untersucht werden. Ihr Kind wird erneut gemessen und gewogen und evtl. die Blutentnahme nachgeholt, die eigentlich für die U1 vorgesehen war. Der Kinderarzt informiert Sie bei dieser Untersuchung in der Regel über wichtige Aspekte der Säuglingsernährung, über notwendige Impfungen und über das Verhalten bei Erkrankungen.

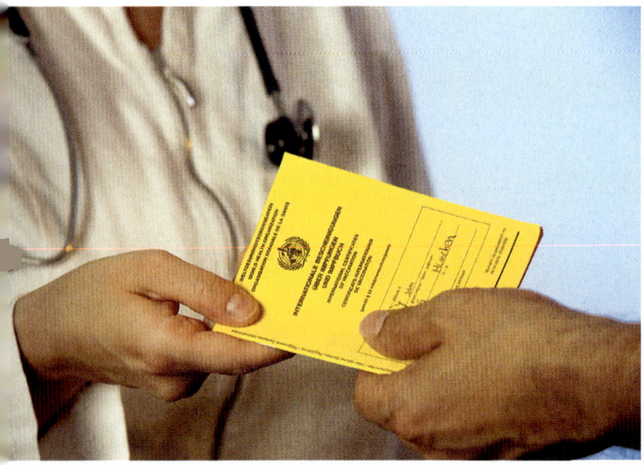

▲ Möglichst immer zur Hand: der Impfpass.

U3: vierte bis fünfte Lebenswoche Auch bei dieser Untersuchung werden die Organe wieder gründlich untersucht. Außerdem achtet der Kinderarzt nun vor allem auf den Ernährungszustand Ihres Kindes und testet die Augenreaktion und das Hörvermögen. Falls bei der U2 noch nicht geschehen, werden jetzt die Hüftgelenke auf mögliche Fehlstellungen untersucht.

U4: dritter bis vierter Lebensmonat Bei dieser Untersuchung geht es vor allem um die körperliche und geistige Entwicklung des Säuglings. Deshalb wird das Bewegungsverhalten überprüft und erneut das Hör- und Sehvermögen getestet. Zu Beginn des dritten Lebensmonats werden die Kinder in der Regel auch das erste Mal geimpft, und zwar gegen Diphtherie, Tetanus, Haemophilus influenzae Typ b, Hepatitis B, Kinderlähmung, Keuchhusten und Pneumokokken. (Die folgenden Impfungen fallen dann meistens nicht mehr mit den Vorsorgeterminen zusammen.)

U5: sechster bis siebter Lebensmonat Bei diesem Termin geht es vor allem um die Körperbeherrschung, Geschicklichkeit und Beweglichkeit Ihres Kindes. Auch Seh- und Hörvermögen werden wieder überprüft und die weitere Ernährung besprochen.

U6: zehnter bis zwölfter Lebensmonat Willkommen im Kleinkindalter! Jetzt ist Ihr Kind schon relativ eigenständig und kann sich – robbend, krabbelnd, laufend oder wie auch immer – allein fortbewegen. Für den Kinderarzt, der Ihr Kind durch die Untersuchungen begleitet hat, ergibt sich nun die Gelegenheit, zu sehen, ob das Kind seine Entwicklungsschritte zeitgerecht vollzogen hat und wie sein Ernährungs- und Gesundheitszustand ist. Gleichzeitig kann er die nächsten Impfungen vornehmen: die Sechsfachimpfung wiederholen und dann, zeitversetzt, mit den Impfungen gegen Masern, Mumps, Röteln und Windpocken beginnen.

U7: 21. bis 24. Lebensmonat Bei diesem Termin prüft Ihr Kinderarzt nach, wie Ihr Kind sich im vergangenen Jahr seit der U6 entwickelt hat. Wie gut kann es laufen, redet es schon, wie steht es um das Verstehen und Nachsprechen von Wörtern, wie sieht es mit seiner Ernährung aus und wie verhält es sich insgesamt? Auch die Organe, das Nervensystem und die Sinnesorgane werden überprüft und der Impfschutz nachgehalten.

U7a: um den dritten Geburtstag Diese neu eingeführte Untersuchung gegen Ende des dritten Lebensjahrs schließt eine Untersuchungslücke zu Beginn des Kindergartenalters. Der Kinderarzt überprüft erneut, wie Ihr Kind sich körperlich und geistig entwickelt hat, ob es Schlafprobleme hat, ob es Hinweise auf mögliche Allergien gibt und wie es um die Zahngesundheit steht. Der Impfschutz Ihres Kindes wird überprüft und noch ausstehende Impfungen werden nachgeholt.

U8: um den vierten Geburtstag Bei dieser Vorsorge ist Ihr Kind wahrscheinlich schon im Kindergarten oder in einer Kindertagesstätte und erlebt sich im Kreis Gleichaltriger. Vielleicht hat es auch schon Bekanntschaft mit dem Zahnarzt gemacht, der regelmäßig die Kindergärten aufsucht.

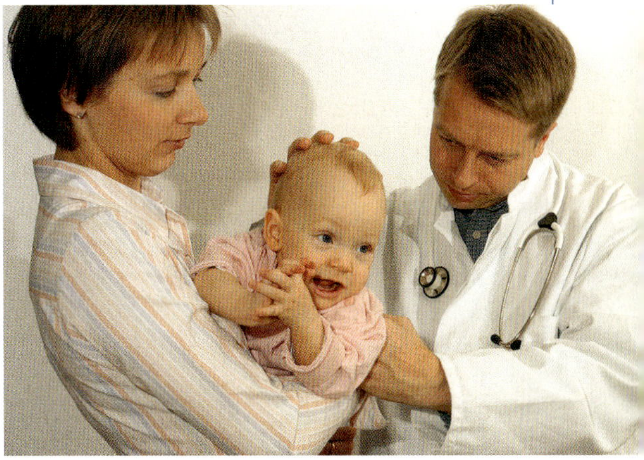

▲ Ihr Kind in guten Händen.

Auch bei dieser Untersuchung wird Ihr Kind zunächst gründlich untersucht. Dann aber steht die allgemeine Entwicklung im Vordergrund: Spiel- und Bewegungsverhalten, Sprache, Sozialverhalten und mögliche Probleme und Sorgen, die Sie bewegen.

U9: um den fünften Geburtstag Nun ist Ihr Kind schon ein Vorschulkind. Deshalb geht es bei dieser Untersuchung besonders darum, zu sehen, ob Ihr Kind in bestimmten Bereichen vielleicht besonderen Förderbedarf hat. Darüber hinaus werden wie immer alle Organe, die Körperhaltung und der Impfschutz überprüft und zusätzlich der Urin untersucht und der Blutdruck gemessen.

Gesund im Alltag

Was Kinder brauchen, um gesund zu bleiben, ist: ausreichend zu essen und zu trinken, körperliche Pflege, ein sicheres Zuhause, einen geregelten Tagesablauf, viel frische Luft und Schlaf und noch mehr elterliche Liebe und Zuwendung. Wichtig ist, dass die Kinder nicht überfordert werden und Sie ihnen und ihrem Körper immer wieder Gelegenheit geben, sich auszuruhen.

Kinder erleben im Laufe des Tages so viel Neues und Unterschiedliches, dass sie das alles erst mal, oftmals im Schlaf, verarbeiten müssen. Kleinkinder benötigen durchschnittlich acht bis zwölf Stunden Schlaf, Schulkinder zehn bis zwölf Stunden. Kinder, auch schon Säuglinge, sollten möglichst täglich an die frische Luft. Das regt das Immunsystem an, gibt Raum zum Entdecken und Bewegen, fördert einen gesunden Schlaf und sorgt für seelischen Ausgleich. Zur Gesundheit im Alltag gehört auch das Bewusstsein, dass Medikamente – in welcher Form auch immer – nur eingesetzt werden, wenn eine Erkrankung vorliegt, die den Einsatz dieser Medikamente wirklich erfordert. Auch homöopathische Mittel sollten nicht nach dem Gießkannenprinzip zur Anwendung kommen. Das leistet letztlich nur einer Medikalisierung der kindlichen Lebenswelt Vorschub.

Gesunde Ernährung

Eine gesunde Ernährung ist ein Anliegen, das vielen Eltern am Herzen liegt. Mittlerweile gibt es viele Veröffentlichungen zu diesem Thema und manchmal fällt es schwer, herauszufiltern, auf was es wirklich ankommt.

Im ersten Lebensjahr

In den ersten Lebensmonaten ist Stillen für Ihr Kind die natürlichste Form der Ernährung überhaupt. Die Muttermilch enthält alles, was das Kind braucht, und ist stets in ausreichender Menge, mit der richtigen Temperatur und keimfrei, also hygienisch einwandfrei vorhanden – ob in den eigenen vier Wänden oder unterwegs, ob bei alltäglichen Besorgungen oder im Urlaub. Muttermilch schützt zusätzlich vor Infektionen; denn die Mutter gibt ihrem Kind mit ihrer Milch Antikörper gegen Erkrankungen mit, die sie selbst durchgemacht hat und die der künstlichen Babynahrung fehlen. Durch Stillen kann auch das Allergierisiko entscheidend reduziert werden, weil die Kinder erst spät mit fremdem Nahrungseiweiß in Kontakt kommen, was besonders bei Kindern aus Allergikerfamilien von Vorteil ist.

Wenn das Kind nicht gestillt wird, empfiehlt es sich, adaptierte oder teiladaptierte Milch zu nehmen, d. h. industriell hergestellte Milch, die sich an die Zusammensetzung der Muttermilch anlehnt und für den kindlichen Organismus besser verdaulich ist.

INFO

Schadstoffe in der Muttermilch

Immer wieder flammen Diskussionen über Schadstoffe in der Muttermilch auf. Woran liegt das?
Aufgrund der immer besseren technischen Untersuchungsmöglichkeiten werden weltweit zunehmend verschiedene Rückstände in der Muttermilch gefunden. In Deutschland hat sich aber der Anteil an Schadstoffen in der Muttermilch in den letzten Jahren halbiert. Die Nationale Stillkommission des Bundesinstituts für Risikobewertung (BfR) setzt sich deshalb dafür ein, dass Mütter ihre Kinder in den ersten sechs Monaten ausschließlich stillen. Wichtig ist nur, dass Frauen

- in dieser Zeit *keine* Diät machen, da Schadstoffe vor allem dann in die Milch gelangen können, wenn Fett abgebaut wird und
- überhaupt *nicht* rauchen, da die Tabakinhaltsstoffe direkt in die Muttermilch gelangen.

Egal ob gestillt oder mit der Flasche ernährt, wenn das Kind in den ersten vier bis sechs Monaten voll gestillt wird bzw. fertige Säuglingsnahrung erhält, muss nicht zugefüttert werden. Bei Kindern mit erhöhter Allergiebereitschaft empfiehlt es sich sogar, vor dem sechsten Lebensmonat keine Beikost einzuführen und dann mit dem Kinderarzt oder der Kinderärztin das langsame Einführen anderer Nahrung abzustimmen. Bei diesen Kindern sollte im ersten Lebensjahr auch auf Vollmilch, Milchprodukte, Schokolade, Eier, Zitrusfrüchte, Erdbeeren, Soja und Fisch verzichtet werden.

Wenn es dann so weit ist, kann ganz entspannt mit der Einführung von Beikost begonnen werden. Manche Kinder brauchen Zeit, um sich an den Löffel zu gewöhnen, andere akzeptieren zunächst den ungewohnten Geschmack nicht und wieder andere lassen sich vielleicht von ihrer Mutter nicht ködern, aber vielleicht vom Vater. Das ist dann eine neue Erfahrung für alle Beteiligten.

Beginnen Sie möglichst mit kleinen Portionen, damit Ihr Kind sich langsam daran gewöhnen kann. Meist beginnt man mit gekochten und zerdrückten Karotten oder Zucchini oder Brokkoli und erweitert langsam das Angebot, bis eine Milchmahlzeit durch Gemüse-Kartoffelbrei und dann auch durch Obst-Getreidebrei ersetzt wird. Nach und nach können Sie dann etwas Fleisch dazugeben. Fleisch ist wichtig für eine ausreichende Versorgung mit Eisen. Gegen Ende des ersten Lebensjahrs können Sie dann, wenn Sie Breimahlzeiten selbst zubereiten, pasteurisierte Vollmilch oder H-Milch mit 3,5 % Fett verwenden.

Achtung:

- Lassen Sie Flaschenmilch nicht länger als 30 Minuten im Flaschenwärmer.
- Heben Sie zubereitete Milch auf keinen Fall von einer zur anderen Mahlzeit auf, auch nicht im Kühlschrank.
- Achten Sie darauf, dass Sie geöffnete Gläschen mit Kindernahrung nicht länger als 24 Stunden verschlossen im Kühlschrank aufbewahren.

Essen im Kreis der Familie

Sieht man von den ersten Lebensmonaten ab, gelten für Kinder die gleichen Ernährungsregeln wie für Erwachsene: viel Obst und Gemüse, Getreide- und Vollkornprodukte, wenig Fleisch und Wurst und möglichst wenig Süßes, auch in Getränken. Bedingt durch die Wachstumsphasen haben Kinder allerdings einen höheren Energie- und Nährstoffbedarf als

Erwachsene, der aber durch eine ausgewogene Ernährung gut abgedeckt wird. Täglich mehrere kleine Mahlzeiten sind im Übrigen leichter verdaulich und tragen zu einer besseren Verwertung der Nährstoffe bei.

Kartoffeln, Obst und Gemüse sollten vor der Zubereitung gründlich gewaschen werden, um Schmutz und Schadstoffe zu entfernen. Schwer verdauliche Dinge wie Hülsenfrüchte, Vollkorn und Kohlsorten sollten langsam und in kleinen Portionen eingeführt werden, Fleisch sollte durchgebraten sein. Rohes Fleisch in Form von Mettwurst oder Tartar gehört nicht auf den kindlichen Speiseplan. Mit Salz und Gewürzen sollte sparsam verfahren werden. Nüsse sollten nie unbeobachtet gegeben werden, weil hier die Gefahr des Verschluckens bzw. sogar des Erstickens besteht.

Schwierig ist manchmal in bestimmten Phasen die Festlegung der Kinder auf ihre Lieblingsspeisen. Doch solange sie sich ausgewogen ernähren, gibt der vermeintlich monotone Speiseplan keinen Anlass zur Sorge. Kranke Kinder verlieren vorübergehend auch schon mal den Appetit. Hier helfen nur Geduld, das Anbieten von kleinen Portionen und das Vertrauen darauf, dass die Kinder wieder anfangen zu essen, sobald es ihnen besser geht.

INFO

Ernährung im ersten Lebensjahr

- In den ersten sechs Lebensmonaten: volles Stillen oder Ernährung mit adaptierter oder teiladaptierter Säuglingsmilch.
- Nach fünf, sechs Monaten Einführen von Beikost, mit Gemüse beginnen.
- Im zweiten Lebenshalbjahr langsam Fleisch hinzufügen.
- Im ersten Lebensjahr keine Vollmilch, es sei denn im Getreidebrei.
- Tee immer ungesüßt geben.
- Bei Kindern mit Allergierisiken enge Rücksprache mit dem Kinderarzt oder der Kinderärztin.

Wissenwertes rund um die Ernährung

Schadstoffe in der Nahrung Ein Thema, das in den letzten Jahren an Bedeutung gewonnen hat, sind Schadstoffe in der Nahrungskette wie Düngemittel, Insektizide, Pflanzenschutzmittel, Tierarzneien, industrielle Abfallprodukte, die über pflanzliche und tierische Lebensmittel in den menschlichen Körper gelangen und sich dort anreichern. Inwieweit sie welche Schädigungen hervorrufen, ist bei vielen Substanzen noch nicht abschließend geklärt. Klar ist allerdings, dass Menge und Dauer der Einwirkung eine entscheidende Rolle spielen. Neben Substanzen, die von außen in die Nahrungskette gelangen, spielen aber auch die in Lebensmitteln enthaltenen Stoffe eine Rolle. So sind Schimmelpilzsporen nicht nur für Allergiker ein Problem und grüne Tomaten bzw. grüne Kartoffeln nicht nur für Kinder unverträglich.

Schadstoffe lassen sich nicht grundsätzlich vermeiden. Abwechslungsreiches Essen verhindert aber eine Anreicherung von Schadstoffen. Auch der Rückgriff auf Lebensmittel aus ökologischem Anbau, die sogenannten Bioprodukte, unterstützt eine gesunde Ernährung.

Worauf sollten Sie achten?

- Verwenden Sie möglichst keine Innereien wie Niere und Leber, weil sich hier die Schadstoffe besonders anreichern.
- Denken Sie dran: Auch Wald- und Wiesenpilze sind sehr stark belastet.

- Greifen Sie bevorzugt auf heimische Obst- und Gemüsesorten der Saison zurück, da sie weniger mit Pflanzenschutzmittel belastet sind.
- Waschen Sie Obst und Gemüse gründlich vor dem Verzehr und entfernen Sie bei Salat und Kohl die äußeren Blätter.
- Schneiden Sie schwarze, verbrannte Stellen an Fleisch und Backwaren großzügig weg! Die dort entstandenen Stoffe sind stark krebserregend.
- Sollten Nahrungsmittel verschimmelt sein, schneiden Sie nicht einfach die verschimmelten Stellen weg, sondern entsorgen Sie das befallene Nahrungsmittel komplett.

Was bedeuten die E-Nummern? Lebensmittelzusatzstoffe wie Farbstoffe, Antioxidanzien, Konservierungsmittel, Geschmacksverstärker, Verdickungs- und Geliermittel und Aromastoffe sind mittlerweile in der Nahrungskette in großer Zahl vorhanden. Diese Zusatzstoffe werden mit sogenannten E-Nummern abgekürzt und auf den Verpackungen von Nahrungsmitteln vermerkt.

Zusatzstoffe müssen nach EU-Norm mehrere Zulassungsvoraussetzungen erfüllen: gesundheitlich unbedenklich, technisch notwendig und eindeutig in der Verwendung. Problematisch ist – ob unbedenklich oder nicht – dass, je mehr Stoffe verwendet werden, umso größer die Wahrscheinlichkeit, dass körperliche Reaktionen wie Unverträglichkeiten oder Allergien auftreten. So sind etliche der Stoffe mittlerweile als allergieauslösend bekannt, so z. B. das Glutamat oder auch das Karotin.

Es gibt zwei Möglichkeiten, mit den Zusatzstoffen umzugehen: sich eine Liste mit den wichtigsten Nummern zuzulegen, um beim Einkauf zu wissen, was in den Nahrungsmitteln enthalten ist, oder konsequent nur Lebensmittel einzukaufen, die frei von solchen Zusätzen sind und selber kochen. Im Interesse der Kinder sollte man die letzte Alternative bevorzugen.

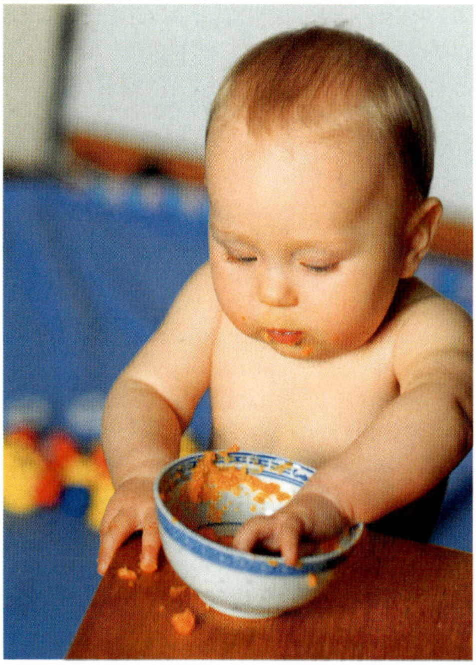

▲ Beginnen Sie erst im Alter von fünf oder sechs Monaten mit der Beikost.

Ist der Gebrauch der Mikrowelle zu empfehlen? Die Nahrungszubereitung in der Mikrowelle unterscheidet sich erheblich vom herkömmlichen Kochen mit Gas oder Strom. Während sich beim herkömmlichen Kochen das Essen langsam von außen nach innen erwärmt, dringen die Mikrowellenstrahlen rasch tief ins Innere der Nahrungsmittel ein und führen nicht selten zu einer ungleichmäßigen Erwärmung. Das Ergebnis ist, dass z. B. Tiefkühlwaren oft außen schon heiß und innen noch kalt sind, oder Flüssigkeiten – etwa Babymilch – innen heiß und außen noch kalt sind. Wegen dieses Effekts werden Krankheitserreger in der Mikrowelle oft auch nicht vollständig abgetötet. Besonders wichtig ist das z. B. bei Nahrungsmitteln, die mit Salmonellen verunreinigt sein könnten.

Vorsicht Salmonellen! Salmonellen sind Bakterien, die durch mangelnde Hygiene über die Nahrungskette in den menschlichen Körper gelangen und dort schwerste hochfieberhafte Erkrankungen mit Darmbeteiligung hervorrufen können. Besonders gefährdet sind Menschen, deren Immunabwehr geschwächt oder wie bei den Kindern noch nicht so entwickelt ist.

Zu den Lebensmitteln, die bevorzugt Salmonellen enthalten können, zählen Speiseeis, Eier, Mayonnaise, Geflügel, Wild, Krusten-, Schalen- und Weichtiere. Bei der Zubereitung der Speisen sollte man deshalb auf Folgendes achten:

- Achten Sie beim Einkauf von Tiefkühlkost darauf, dass die Kühlkette nicht unterbrochen wird, und legen Sie Angetautes nicht wieder in den Tiefkühlschrank.
- Verwenden Sie für die Zubereitung am besten Plastik- oder Keramikbretter, da sich Holzschneidebretter nicht bis in die Holzfasern reinigen lassen.
- Bewahren Sie leicht verderbliche Lebensmittel im Kühlschrank auf. Geflügelfleisch und eierhaltige Speisen wie Mayonnaise sollten Sie schnellstmöglich verbrauchen.
- Bereiten Sie Ihr Essen so zu, dass es gut durchgebraten oder gekocht ist. Es sollte gleichmäßig auf mindestens 70 °C erhitzt werden.
- Seien Sie vorsichtig beim Kauf von offenem Speiseeis z. B. an Stränden oder in Schwimmbädern, wo Sie nicht sicher sind, ob die Kühlung ausreichend ist.

Zahngesundheit

Der erste Zahn ist ein Ereignis für die ganze Familie. Normalerweise kommt der erste Zahn zwischen dem fünften und achten Lebensmonat, bei manchen Kindern dauert es auch etwas länger und ganz selten kommen Kinder auch mit Zähnen auf die Welt. Es ist nicht ungewöhnlich, wenn das Zahnen in Schüben vor sich geht. In der Regel brechen die Zähne des sogenannten Milchgebisses nach einem festen Schema durch.

Das Zahnen geht häufig mit Fieber einher. Das liegt daran, dass durch das Zahnen das Immunsystem geschwächt ist und die Kinder für Infekte anfällig werden. Das Zahnen selbst führt nicht zu Fieber, aber zu anderen unangenehmen Begleiterscheinungen. Der Zahn muss die Mundschleimhaut durchstoßen. Dadurch wird die Schleimhaut gequetscht, was für die Kleinen sehr schmerzhaft sein kann. Manche Kinder haben sogar Blutblasen an der Stelle des Zahndurchbruchs.

Nach dem Durchbruch der Milchzähne dauert es noch ca. zwei Jahre, bis das Wurzelwachstum abgeschlossen ist. Die Zahnkeime der bleibenden Zähne lösen die Wurzeln der Milchzähne auf und sorgen dafür, dass die Milchzähne ausfallen. Etwa um das sechste Lebensjahr setzt der Zahnwechsel ein. Meist kommen zunächst die ersten bleibenden Mahlzähne, die oft als verspätete Milchzähne angesehen werden. Als solche werden sie bei der Zahnpflege häufig vernachlässigt (»Die fallen ja doch aus.«) und nicht ausreichend gepflegt, mit dem Erfolg, dass sie oft auch als erste Karies entwickeln. Auch wenn die Milchzähne wieder verloren gehen, ist es von Anfang an unbedingt notwendig, sie ausreichend zu reinigen, weil sie Platzhalter für die nachfolgenden Zähne sind.

Wie können Sie Ihrem Kind das Zahnen erleichtern? Das Unangenehmste am Zahnen ist für das Kind der Durchbruch des Zahnes durch

> INFO
>
> **Wie erfolgt der Zahndurchbruch?**
>
> 5. bis 8. Lebensmonat: untere mittlere Schneidezähne
>
> 8. bis 10. Lebensmonat: obere mittlere Schneidezähne
>
> 10. bis 14. Lebensmonat: obere und untere seitliche Schneidezähne
>
> 14. bis 18. Lebensmonat: untere und obere vordere Backenzähne
>
> 18. bis 24. Lebensmonat: obere und untere Eckzähne
>
> 24. bis 30. Lebensmonat: obere und untere hintere Backenzähne

die Schleimhaut. Gekühlte Beißringe betäuben den Schmerz und unterstützen den Durchbruch. Bei älteren Kindern können Sie mit fester Nahrung wie Apfelstücken, Brotkanten oder Möhren den Durchbruch beschleunigen helfen. Für die Nachtstunden empfehlen sich oberflächlich betäubende Gels oder Salben, die auf den Kieferkamm aufgetragen werden.

Wie werden die Zähne gepflegt?

Zu einer guten Zahnpflege gehört neben der regelmäßigen Reinigung eine zahngesunde Ernährung. An der Entstehung von Karies sind nämlich zwei Faktoren beteiligt, Bakterien, die in jeder Mundhöhle vorhanden sind, und vergärbare Kohlenhydrate, die mit der Nahrung in die Mundhöhle gelangen. Die Bakterien führen zum Abbau der Kohlenhydrate und zur Entstehung von Säure, die die Zähne angreift und zur Entmineralisierung des Zahnschmelzes führt.

Beim Neugeborenen ist die Mundhöhle noch frei von Milchsäurebakterien. Wichtig ist deshalb, dass eine Keimbesiedlung möglichst lange hinausgezögert wird. Das heißt, dass Sie als Eltern alles tun sollten, um die vorhandenen elterlichen Mundkeime nicht auf das Kind zu übertragen. Das passiert im Allgemeinen, wenn Sie den Schnuller ablecken, oder die zubereiteten Speisen mit einem Löffel geben, den Sie z. B. beim Vorkosten vorher selbst im Mund hatten.

Bereits die ersten durchbrechenden Zähne sollten mit einem weichen Läppchen oder einer weichen Kinderzahnbürste gereinigt werden. Wenn die Kinder dann ihre Zähne selbst putzen, sollte das stets unter Ihrer Anleitung stattfinden. Bis zum Schulalter sollten Sie stets nachputzen. Im Rahmen der Individualprophylaxe wird heute in den meisten Zahnarztpraxen den Kindern das richtige Zähneputzen beigebracht.

Achten Sie darauf, dass Ihre Kinder eine eigene Zahnbürste haben und nicht Ihre oder die von Geschwisterkindern benutzen. Sobald Sie sehen, dass die Zahnbürste die Borsten wegstreckt, ersetzen Sie die Zahnbürste durch eine neue.

Vermeiden Sie weiterhin säurehaltige oder gesüßte Getränke, deren Zucker zu Säure abgebaut werden kann. Ganz besonders gefährlich für die Zahngesundheit sind säurehaltige Getränke in Flaschen mit Saugern, weil durch die langsame Aufnahme ein sehr langer Kontakt zwischen Säure und Zähnen besteht. Bei süßen Speisen ist es besonders gefährlich, wenn klebrige Bestandteile sehr lange in den Zahnzwischenräumen verbleiben, weshalb nach jedem Genuss von Süßem die Zähne geputzt werden sollten. Achten Sie auch darauf, dass Ihr Kind wenig Süßes zwischendurch isst, und dass vor allem nach dem Zähneputzen und vor dem Schlafengehen keine süßen Betthupferl oder zuckerhaltigen Getränke mehr gereicht werden.

Wenn es dann doch etwas Süßes sein soll, gibt es sogenannte zahnfreundliche Süßwaren, die mit dem roten »Zahnmännchen mit Schirm« ausgezeichnet sind. Nur wenn dieses international geschützte Signet auf der Verpackung ist, haben Sie die Garantie und die Sicherheit, dass Sie ein zuckerfreies und zahnfreundliches Produkt gekauft haben.

Welche Zahnpasta ist die richtige? Verwenden Sie auf jeden Fall eine zuckerfreie Zahnpasta und, solange die Kinder noch nicht ausspülen können und die Zahnpasta noch schlucken, auf keinen Fall eine Zahncreme für Erwachsene. Die üblichen Zahncremes enthalten eine für Kinder zu hohe Menge an Fluorid. Es gibt aber eigene Kinderzahncremes, die bedeutend weniger Fluorid enthalten als die für Erwachsene.

Wofür sind Fluoride gut? Es gibt bereits länger die Beobachtung, dass Menschen, die in Gebieten mit natürlicherweise fluoridiertem Grundwasser leben, weniger Karies haben als andere Menschen. Studien haben gezeigt, dass Fluorid, das Salz der Fluorsäure (nicht zu verwechseln mit Fluor, was hochgiftig ist) den Zahnschmelz »härtet« und so gemeinsam mit einer guten Zahnpflege und einer zahnbewussten Ernährung vor Karies schützt. Das hat dazu geführt, dass viele Kinder heute von ihrem Kinderarzt im ersten Lebensjahr D-Fluoretten erhalten, eine Kombination aus Fluorid und Vitamin D. Fluoride zur Zahnprophylaxe, Vitamin D zur Förderung eines normalen Knochenwachstums und zur Verhinderung einer früher häufig beobachteten Knochenkrankheit, der Rachitis.

Darauf sollten Sie achten: Wenn Sie in einem Gebiet leben, wo das Trinkwasser fluoridiert ist oder wenn Sie fluoridiertes Speisesalz verwenden, sollten Sie mit dem Kinderarzt oder Zahnarzt darüber sprechen, ob Fluoretten notwendig sind. Der tägliche Fluoridbedarf ist altersabhängig und beträgt für Kinder:

- 0 bis 2 Jahre: nicht mehr als 0,25 mg Fluorid pro Tag
- 2 bis 4 Jahre: nicht mehr 0,5 mg pro Tag
- 4 bis 6 Jahre: 0,7 mg pro Tag
- ab 6 Jahre: 1 mg pro Tag

Allergien

Allergien sind weltweit auf dem Vormarsch, nicht nur in Allergikerfamilien. Das wirft bei vielen Eltern Fragen auf. Auch wenn viele der auslösenden Faktoren bekannt sind, lassen sich Allergien nicht komplett vermeiden. Allerdings können Eltern durch eine entsprechende Vorsorge das Allergierisiko mindern.

Allergien sind überschießende Reaktionen des menschlichen Immunsystems. Jeder fremde Stoff, der unserem Körper nahekommt, mobilisiert unser Immunsystem. Es überprüft den Eindringling, entscheidet, ob er bekämpft werden muss, und speichert die Informationen über ihn in seinem Immungedächtnis ab. Bei erneutem Kontakt mobilisiert es unverzüglich seine Abwehrmechanismen, um den Körper zu schützen und den fremden Stoff zu zerstören.

Diese gesunde Reaktionskette, die unseren Körper vor vielen Erkrankungen schützt, ist bei allergischen Erkrankungen gestört. Hier kommt es zu einer überschießenden Reaktion unseres Körpers mit Krankheitssymptomen auf durchaus ganz harmlose Eindringlinge, die eigentlich keinen Krankheitswert für den Körper haben.

Die Gründe für das Zunehmen allergischer Reaktionen sind vielfältig und längst noch nicht alle erforscht. Luftverschmutzung, Stress und der erhöhte Medikamentenverbrauch scheinen eine Rolle zu spielen. Experten meinen, dass das vermehrte Auftreten von Allergien in den Industrieländern mit der hohen Hygiene und der allgemein guten Gesundheit zusammenhängt. Bestimmte Teile des Immunsystems sind anscheinend »unterfordert« und reagieren in der falschen Richtung. Wahrscheinlich leiden deshalb auch Kinder, die auf Bauernhöfen aufwachsen und von klein auf ihr Immunsystem durch Dreck und Keime fordern, viel seltener unter Allergien als Stadtkinder.

Doch auch das Erbgut spielt eine Rolle. Kinder, deren Eltern beide Allergiker sind, entwickeln mit einer über fünfzigprozentigen Wahrscheinlichkeit ebenfalls eine Allergie. Ist aber nur ein Elternteil Allergiker, liegt die Wahrscheinlichkeit bei ungefähr der Hälfte.

Allergische Reaktionen können an verschiedenen Organen Reaktionen auslösen und damit zu unterschiedlichen Erscheinungsbildern führen. Am häufigsten reagieren die Körperbereiche, zu denen die sogenannten allergenen Stoffe direkten Zugang haben: die Haut, die Atemwege und der Magen-Darm-Trakt.

Derzeit sind etwa 20 000 verschiedene Allergien auslösende Stoffe, die sogenannten Allergene bekannt. Sie befinden sich sowohl in der Nahrung wie in der gesamten Umwelt. Die häufigsten Allergene sind Eiweiße aus dem Pflanzen- und Tierreich wie Blütenpollen, Hausstaubmilben und Tierhaare, aber auch Insektengifte, Medikamente, Nahrungsmittel, Schimmelpilze, Konservierungsstoffe und Chemikalien. Welche Erkrankung vorrangig auftritt, hängt bei den Kindern auch vom Alter ab. Im Säuglingsalter finden sich vor allem Nahrungsmittelallergien, bei Kleinkindern die Neurodermitis, im Vorschulalter das Asthma.

Der Heuschnupfen tritt am häufigsten im Schulalter auf. Zudem spielen besonders im frühen Kindesalter ernährungsbedingte Allergien (z. B. gegenüber Kuhmilcheiweiß) mit Blähungen, Durchfall und Hautausschlägen eine große Rolle.

INFO

Wichtige Allergieauslöser

Auch wenn jeder Stoff eine Allergie auslösen kann, so gibt es doch eine Reihe von Substanzen, die vermehrt zu allergischen Reaktionen führen.

Über die Atemwege: Gräser- und Blütenpollen, Schimmelpilzsporen, Wohnungsstaub, Hausstaubmilben, Tierhaarbestandteile, Duftstoffe, Lösungsmittel in flüchtiger Form.

Über den Magen-Darm-Trakt: Milcheiweiß und Milchprodukte, Eier, Fleisch, Fisch, Schalentiere, Lebensmittelzusätze und Konservierungsstoffe, Nüsse, Samen, Äpfel, Erdbeeren, Zitrusfrüchte, Soja, Sellerie und Karotten.

Über die Haut: Wolle, Felle, Färbemittel, Lösungsmittel, Kosmetika, Salben, Augentropfen, Pflanzensekrete, Latex, Metalle wie Zink, Kupfer, Nickel oder Silber.

Arzneimittel: Penicillin und andere Antibiotika, Eiweiß in Injektionslösungen.

Insektenstiche: Bienengift, Wespengift.

Inwieweit alle genannten Faktoren die Gesundheit Ihres Kindes beeinflussen, vor allem dann, wenn Sie selbst Allergiker sind, sollten Sie unbedingt mit Ihrem Kinderarzt besprechen.

Vorbeugen gegen Allergien

Was können Sie vorbeugend tun, wenn Sie denken, dass Ihr Kind zu Allergien neigt?

Ernährung

- Stillen Sie Ihr Kind möglichst lange voll, mindestens bis zum sechsten Lebensmonat. Bei Stillhindernissen sollten Sie ausschließlich geprüfte, allergenarme Säuglingsnahrung geben.
- Beginnen Sie mit Beikost möglichst erst ab dem vollendeten sechsten Monat.
- Vermeiden Sie im ersten Lebensjahr frische Kuhmilch, Eier, Fisch, Schweinefleisch, Zitrusfrüchte, Soja, Schokolade, Sellerie, Weizenmehl.

Kleidung

- Ziehen Sie Ihrem Kind bevorzugt Kleidung aus Baumwolle an, nicht aus Wolle oder Synthetik.
- Waschen Sie neue Kleidungsstücke mehrfach vor dem ersten Tragen, um die Färbe- und Imprägniermittel zu entfernen.
- Ziehen Sie nach Aufenthalten im Freien Ihrem Kind die Kleidung nicht in seinem Schlafbereich aus, damit sich Pollen und Sonstiges dort nicht breitmachen können.

Umwelt

- Vermeiden Sie Tabakrauch in der Umgebung des Kindes – auch während der Schwangerschaft! Erklären Sie Ihre Wohnung zur rauchfreien Zone.

Körperpflege

- Verzichten Sie bei Ihrem Kind auf Kosmetika, tiereiweißhaltige Cremes und Badezusätze, es sei denn Sie benötigen medizinische Badeöle und Salze für Ihr Kind.
- Vertagen Sie das Stechen von Ohrlöchern.

Wohnung

- Achten Sie auf kühle trockene Räume und regelmäßiges kurzzeitiges Lüften und halten Sie bei Pollenflug die Fenster möglichst geschlossen.
- Verzichten Sie auf Rosshaarmatratzen, Federbetten, Tierfelle, schlecht zu reinigende Plüschtiere, Polstermöbel, Teppiche/Teppichböden, Vorhänge und Übergardinen.
- Staubsaugen Sie nicht in Gegenwart des Kindes.
- Achten Sie auf Feuchtigkeitsflecken in der Wohnung. Gehen Sie der Ursache auf den Grund und beseitigen Sie diese.
- Vermeiden Sie, wenn möglich, die Haltung von Tieren mit Fell wie Hund, Katze und Zwergkaninchen in Ihrer Wohnung und lassen Sie keine Tiere mit Fell mit Ihrem Kind in einem Raum schlafen.
- Wenn Sie Topf- oder Hydrokulturen in Ihrer Wohnung haben, dann achten Sie darauf, dass sich kein Schimmel auf der Erd- oder Hydro-Oberfläche bildet.
- Verzichten Sie auf sogenannte »Hygienereiniger« und Desinfektionslösungen in Ihrem Haushalt. Übertriebene Hygiene ist für die Bildung von Allergien eher förderlich als abträglich. Denken Sie daran: Das Immunsystem muss trainiert werden! Ihr Kind darf sich ruhig auch schmutzig machen.

Umweltbewusst leben – Schutz vor Schadstoffen

Kinder haben noch ein langes Leben vor sich, von daher ist eine störungsfreie Entwicklung im Kindesalter eine gute Grundlage für die Gesundheit im Erwachsenenalter. Kinder, vor allem Säuglinge und Kleinkinder, sind aufgrund ihres Stoffwechsels besonders empfindlich gegenüber Umwelteinflüssen und brauchen deshalb überall Schutz vor Umweltbelastungen. Zu den größten Gefahrenquellen gehören übrigens das Passivrauchen und der mangelnde Schutz vor zu viel Sonne, also vor zu viel UV-Strahlung.

Durch die entsprechende Einrichtung von Wohnung und Kinderzimmer, den täglichen Einkauf und das eigene Verhalten schaffen Sie als Eltern selbst die Voraussetzungen für eine schadstoffarme Kindheit. Doch beim Kauf neuer Produkte stehen Sie vor einem vielfältigen und bunten Angebot mit den verschiedensten Kennzeichnungen. Was sich hinter diesen Symbolen versteckt, bleibt dem Verbraucher oft ein Rätsel. Die Verbraucherberatungsstellen unterstützen Sie in Ihren Anstrengungen und halten bundesweit detaillierte Informationen zu den verschiedenen Schadstoffen und ihre Vermeidung oder Reduzierung vor. So mit einer achtseitigen Broschüre »Schadstoffarme Kinderzimmer«, die auch als Download im Internet zu finden ist. Die Broschüre informiert über Schadstoffquellen im Wohnumfeld von Kindern und über Vorsorgemaßnahmen zum Schutz der Kinder.

Hilfe bei der Suche nach schadstoffarmen Produkten bietet u.a. der Blaue Engel. Der Blaue Engel ist das erste und bekannteste Umweltzeichen der Welt und zeichnet umweltfreundliche Produkte und Dienstleistungen aus, die von einer unabhängigen Jury nach definierten Kriterien geprüft werden.

Was sollten Sie beim Kinderzimmer beachten?

Schlechte Luft kann niemand gut vertragen, am wenigsten Kinder. Schlechte Luft entsteht durch entsprechende Rückstände in Kindermöbeln, Böden, Tapeten, und auch durch schlechtes oder falsches Lüften. Sorgen Sie auf jeden Fall regelmäßig für eine gute Belüftung durch täglich mehrmaliges Stoßlüften zu allen Jahreszeiten!

Tapeten und Farbe Empfehlenswert sind immer noch die klassischen Papier- und Raufasertapeten. Sie sind in der Regel frei von problematischen Stoffen, atmungsaktiv und tragen so zum Feuchtigkeitsaustausch bei. Für den Anstrich bieten sich Dispersionsfarben auf Wasserbasis an oder auch Dispersionsfarben auf pflanzlicher Basis sowie Kasein- und Leimfarben. Aktuelle Infos zu den Farben finden sich stets im Internet bei Ökotest. Zudem weisen Gütesiegel wie *Natureplus*, das internationale Qualitätszeichen für nachhaltige und qualitativ hochwertige Baustoffe, Bauprodukte und Einrichtungsgegenstände, auf schadstoffarme Materialien hin.

Auf jeden Fall sollten nach jeder Renovierung die Räume erst mal gut durchlüftet werden, damit auch die letzten Düfte verdampfen können, ehe die Kinder sie wieder in Besitz nehmen. Wenn es sich einrichten lässt, dann renovieren Sie am besten im Frühjahr, nicht im Herbst oder Winter, wo das Lüften gelegentlich schwierig werden kann.

Böden Für Kinderzimmer geeignet sind glatte wischbare Bodenbeläge wie Dielen, Parkett, Kork oder Laminat, aber auch Teppichböden, wenn sie leicht zu reinigen sind. Auf PVC-Bodenbeläge sollte man in Kinderzimmern besser verzichten. Seien Sie vorsichtig bei synthetischen Teppichböden (wegen der darin enthaltenen chemischen Substanzen) und Wollteppichen, die häufig Mottenschutzmittel enthalten.

Mobiliar Kindermöbel sollten nicht nur schön und funktional sein, sondern auch unschädlich für die Gesundheit. Möbel aus Holz bestehen aus einem Naturstoff, sind reparaturfreundlich und zeichnen sich durch lange Lebensdauer aus. Sie sollten allerdings mit schadstoffarmen Lacken, Ölen und Wachsen behandelt sein. Gerade hier ist die Kennzeichnung mit dem Blauen Engel beim Kauf besonders hilfreich.

Elektrosmog Spätestens mit Babyphon, elektrischem Nachtlicht und Wärmelampe hat die Technik in die Kinderzimmer Einzug gehalten. So hilfreich diese Entwicklungen alle sind, gilt es trotzdem, die damit verbundenen Belastungen zu begrenzen.

Bringen Sie möglichst keine elektrischen Bauteile wie Stereoanlage, Fernseher, WLAN, Aufladegeräte und Radiowecker im Kinderzimmer an. Sorgen Sie für ausreichenden Abstand zwischen Ihrem Kind und den Elektrogeräten. Bei konventionellen Lampen genügen bereits wenige Zentimeter, bei Halogenlampen 50 bis 100 cm.

Achten Sie darauf, dass Verlängerungskabel oder Steckerleisten nicht unmittelbar am oder unter dem Kinderbett entlang führen. Schalten Sie elektrische Geräte nach dem Gebrauch aus. Verwenden Sie ein Babyphon ohne automatische Reichweitenwarnung. Stellen Sie die Basisstation von Schnurlostelefonen nach DECT-Standard nicht in die Nähe von Orten, an denen sich das Kind längere Zeit aufhält.

Erlernen von gesundem Verhalten

Im Allgemeinen wird viel nachgedacht, was Krankheiten auslöst, über ihre Ursachen und die erfolgreiche Bekämpfung. Interessanter ist aber eigentlich die Frage: »Was erhält Menschen gesund? Was können Sie dafür tun? Wie kann man gesundes Verhalten erlernen?«

Gesundheit umfasst viele Aspekte, körperliche, soziale und seelische. Zu den körperlichen gehören ausreichende Bewegung und Ernährung, ein gesunder Schlaf-Wach-Rhythmus, sauberes Trinkwasser, das Vermeiden von für den Körper giftigen Stoffen und vieles mehr. Den richtigen Umgang mit diesen Faktoren lernen Kinder an und von ihren Vorbildern, also von Ihnen, den Eltern und von den Menschen, denen sie im Laufe des Tages begegnen, den Geschwistern, Großeltern, Kindergärtnerinnen, Freunden, usw. Sie sehen, was ihre Eltern wann essen, wo sie einkaufen, was sie kaufen, ob sie sich im Auto anschnallen, wie sie mit dem Müll verfahren, ob der Vater raucht, was die Mutter trinkt, ob der große Bruder im Bett noch nascht und die Großmama das Licht anmacht, wenn sie abends die Treppe hinuntersteigt.

Zu den sozialen und seelischen Aspekten gehört dann aber auch das, was Ihr Kind in seinen Beziehungen erlebt, dass es nachvollziehen kann, was mit ihm geschieht, dass es das Gefühl hat, mit seinen Möglichkeiten und Fähigkeiten sein Leben bewältigen zu können und dass sein Leben einen Sinn hat bzw. es einen Sinn gibt.

Es ist Ihre Aufgabe Ihrem Kind dabei zur Seite zu stehen und ihm zu helfen, das zu entdecken und zu bewahren. Dazu gehört auch, dass es ein Gefühl für sich und seinen Körper mit seinen Möglichkeiten und Grenzen entwickelt und zu sich selbst findet.

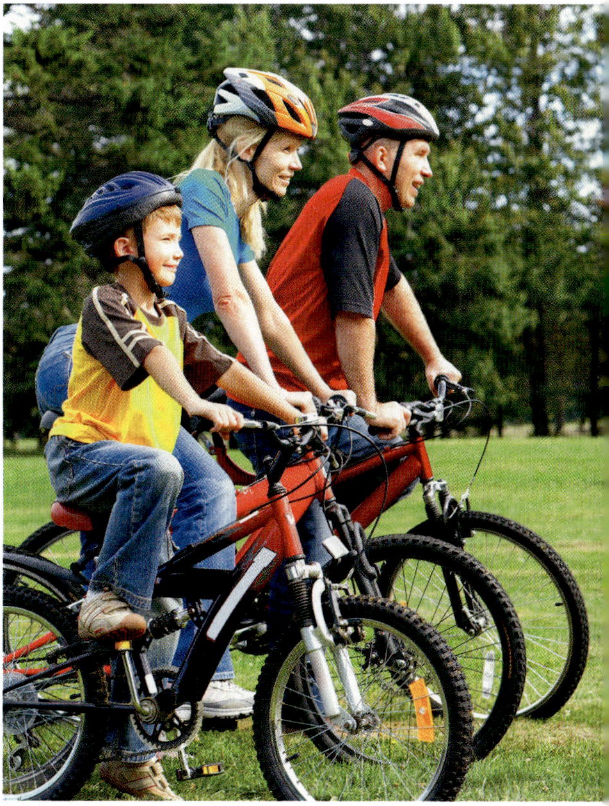

▲ Seien Sie ein Vorbild, tragen Sie einen Helm.

Körperbewusstsein stärkt das Selbstbewusstsein

Nur, wer die eigenen Fähigkeiten und Möglichkeiten kennengelernt und akzeptiert hat, und mit den eigenen Kräften umzugehen weiß, kann sich selbst annehmen so, wie er oder sie ist. Eltern können viel zu dieser Entwicklung beitragen, indem sie ihrem Kind Bewegungs- und Erfahrungsräume schaffen und ihm Gelegenheit geben, den eigenen Körper mit allen Sinnen zu erfahren, die eigenen Möglichkeiten besser einschätzen und eventuell auch verbessern zu können.

Neben allen Sinnen, die da sind Sehen, Hören, Schmecken, Riechen und Fühlen, ist es vor allem der sechste Sinn, der Körpersinn, der uns in allen Aktivitäten des Lebens Orientierung und Sicherheit gibt. Mit seiner Hilfe laufen wir über einen Mauersims ohne abzustürzen, bewegen uns im Dunkeln sicher durch den Raum, jonglieren ein Kaffeetablett, gießen Saft ins Glas ein und führen das gefüllte Glas zum Mund, ohne etwas zu verschütten.

Der Körpersinn hat kein spezifisches Organ wie das beim Sehen oder Hören der Fall ist. Er lebt von mehreren Teilsinnen: dem Tastgefühl, dem Gleichgewichtssinn, den sogenannten Tiefensensoren in Muskeln, Sehnen und Gelenken und dem Gedächtnis, das die gemachten Erfahrungen speichert. Ein Kind muss erst wiederholt über den Mauersims gelaufen sein, bis es gelernt hat, wie es sich richtig auf der Mauer bewegen muss, um nicht abzustürzen. Es muss ganz oft über Sand gelaufen oder über Staubsaugerkabel geklettert sein, um dann mit dem richtigen Köpergefühl diese Hindernisse stolperfrei und fast automatisch überwinden zu können. Mit anderen Worten, dieser Sinn muss entwickelt werden und steht und fällt mit den Erfahrungen, die das Kind in seinem natürlichen Umfeld sammeln kann – wenn die Erwachsenen es zulassen.

Viele Eltern und Erzieher übersehen leider die Zusammenhänge zwischen ungenügender Bewegung und zunehmender Unfallhäufigkeit im Kindergarten- und Grundschulalter. Viele Stürze sind auf ungenügende Körpererfahrung und viele Zusammenstöße auf die Unfähigkeit zurückzuführen, eigene Bewegungen mit denen anderer zu koordinieren. Selbst bei kleinen Stürzen kommt es dadurch häufig zu schlimmen Verletzungen.

Der kindliche Bewegungsdrang passt oft nicht ins Konzept der Erwachsenen, vor allem dann nicht, wenn das Wettrennen in den neuen Schuhen in einer riesigen Pfütze mündet, der Saft überschwappt und das frische T-Shirt befleckt, der Mauersturz mit Schrammen an den Händen und einem Loch in der Hose endet. Doch wenn Kinder ihren Körpersinn finden sollen, dann nur, wenn sie Gelegenheit erhalten, ihn zu erproben, und das geht am Wenigsten mit Stillsitzen. Denken Sie daran, dass nur so Ihr Kind lernen kann, unbekannte und manchmal auch gefährliche Situationen einzuschätzen und sich in seinem Verhalten darauf einzustellen.

Loben ist angesagt

Bei allem Training und aller Förderung sind aber die Begabungen und Neigungen von Kindern unterschiedlich verteilt. Die einen Kinder sind gute Sprinter, die anderen ausdauernde Wanderer, die nächsten klettern gerne und gut ohne abzustürzen, während andere lieber am Boden bleiben und Sandburgen bauen. Die Kinder wissen darum und erleben: »Das bin ich und das kann ich.«

Wie gut sie mit dieser Selbstwahrnehmung zurechtkommen, sich selbst annehmen und auch über sich selbst hinauswachsen können, hängt sehr von den Reaktionen und Kommentaren der Umgebung ab, besonders von denen der Eltern. Sie als Eltern wirken an dem Bild mit, das die Kinder von sich selbst gewinnen.

»Drei Dinge sind uns aus dem Paradies geblieben: die Sterne der Nacht, die Blumen des Tages und die Augen der Kinder.« (Dante Alighieri)

Haben Sie mal darauf geachtet, wie Ihr Kind auf Lob reagiert? Wenn Sie sagen: »Schön hast Du das gemacht.« »Schau mal, wie geschickt Du schon den Joghurt allein löffeln kannst.« »Du kannst klettern wie ein Eichhörnchen.« Solche Kommentare bestärken Ihr Kind und motivieren es, sich zu bewegen und seine Möglichkeiten auszuprobieren. Je früher und vielseitiger das alles geschieht, umso besser.

Denken Sie stets daran, dass verletzende oder unnötig hemmende Kommentare ängstliche Kinder so verunsichern können, dass sie sich jeder Herausforderung entziehen und nicht erleben können, dass sie es schaffen. Es ist eine Herausforderung an Sie, die richtige Balance zwischen Motivieren und Hinweisen auf Schwierigkeiten zu finden. Auch wenn es schwerfällt, versuchen Sie doch mal, die Dinge positiv auszudrücken. Etwa so wie in untenstehender Tabelle.

Sie helfen Ihrem Kind, wenn Sie
- einschreiten, wenn das Vorhaben zu riskant ist,
- in Ruhe erklären, wo das Problem liegt,
- auf Schwierigkeiten hinweisen,
- gleichzeitig signalisieren, dass eine bestimmte Sache machbar ist und, besonders wichtig,
- ausdrücklich loben, wenn es geklappt hat.

Das unterstützt die Entwicklung eines guten Körperbewusstseins, hilft eigene Möglichkeiten und Grenzen kennenzulernen und Zutrauen zu sich selbst zu gewinnen. Dann erkennt Ihr Kind auch ein zu großes Risiko oder wann Hilfe nötig ist. Es lernt sich selbst einzuschätzen, kann das Problem erkennen, aber gleich-

Weniger hilfreiche und hilfreiche Kommentare

negativ	positiv
Pass auf, dass Du nicht hinfällst.	Hier ist es glatt. Das schaffst Du, Du musst nur vorsichtig auftreten.
Du kannst nicht allein die Rutsche hinauf. Das klappt nie und nimmer.	Pass gut auf, halt dich mit beiden Händen fest, dann geht's bestimmt!
So weit kannst du nicht laufen.	Es sind nur noch wenige Schritte. Du schaffst das.
Du kannst den Teller noch nicht auf den Tisch stellen. Du bist zu klein.	Pass auf, ich begleite Dich zum Tisch. Ich halte Dich dann hoch und Du stellst den Teller auf den Tisch.
O weia, das kann nur schief gehen!	Ich bin sicher, Du kannst das schon selbst. Ich bin bei Dir, wenn Du Hilfe brauchst.
Wehe du fällst ins Wasser!	Geh nur bis zum Rand und bleib dann stehen.
Pass auf, dass Du nicht die Treppe hinunterfällst.	Halt Dich gut am Geländer fest und geh langsam die Treppe hinab.

zeitig auch Lösungswege finden, die in seiner Hand liegen. Kinder, die ernst genommen werden und lernen, selbst entscheiden zu dürfen, leben weniger gefährlich und gleichzeitig reicher an körperlichen Erfahrungen, selbst verantwortlich und »selbst-bewusst«.

Wie Kinder den Umgang mit Gefahren erlernen

Wie Ihr Kind mit Gefahren umgeht oder sich in riskanten Situationen verhält, hängt von seinen Erfahrungen im Alltag ab. Ihr Kind lernt, indem es Sie nachahmt und sichere Verhaltensweisen einübt. Zunächst ist es natürlich völlig auf Sie, Ihre Sicherheitsvorkehrungen und Ihr Verhalten angewiesen. Doch gleichzeitig kann bereits die Entwicklung eines eigenen Gefahrenbewusstseins von Ihnen unterstützt und ein sicherheitsorientiertes Verhalten gefördert werden.

Ein Bewusstsein für Gefahren und ein sicherheitsorientiertes Verhalten bilden sich zwar erst im Verlauf der kindlichen Entwicklung heraus, doch bereits in den ersten Lebensjahren können Sie wichtige Grundlagen legen. Geben Sie Ihrem Kind ausreichend Raum und Gelegenheiten, seine Umgebung spielerisch zu erkunden und zu erforschen. So lernt es, wie Dinge beschaffen, ob sie gleich oder verschieden sind, was viel oder wenig ist oder wie die Dinge zusammenhängen. Erst mit zunehmendem Alter kann Ihr Kind durch Ihr »Lehren« lernen. Es möchte dann zum Beispiel wissen, warum etwas so und nicht anders ist: »Warum ist die Ampel rot?« »Warum muss ich mich anschnallen?« »Warum?« Aber auch dann ist es noch immer auf Ihre »Vor-Sorge« angewiesen.

Vergessen Sie nie – auch, wenn Ihr Kind alles zu verstehen scheint: Kinder nehmen ihre Umwelt anders wahr als Erwachsene, denken und reagieren anders als Erwachsene und das viel länger als wir oft meinen.

Gemeinsam ins Abenteuer

Der Umgang mit Gefahrenmomenten lässt sich vielfach trainieren, am allerbesten übrigens gemeinsam. Hier einige Beispiele:

Treppentraining

Das Auf und Ab entlang der Treppenstufen ist schon für die ganz Kleinen besonders spannend. Da kann man nicht früh genug mit dem Üben beginnen. Bleiben Sie dabei und zeigen Sie Ihrem Kind immer wieder, worauf es ankommt: am Geländer festhalten, Stufe für Stufe bewältigen, langsam gehen und nicht springen. In manchen Mutter-und-Kind-Gruppen wird Treppensteigen auch an Minisprossenwänden geübt.

Gemeinsam kochen

Schon relativ kleine Kinder wollen an der Vorbereitung der Mahlzeiten beteiligt werden. Das ist nicht unbedingt hilfreich und oft auch zeitaufwendiger, als wenn Sie es allein täten. Trotzdem, überlegen Sie, was Sie Ihrem Kind zutrauen können und wollen. Kleinere Kinder können vielleicht nur die Kartoffeln waschen oder den Salat mit zupfen. Größere dann mit dem Kartoffelschälmesser unter Ihrer Anleitung sich im Schälen versuchen oder gemeinsam mit Ihnen den Braten vorbereiten, die Sahne schlagen, das Wasser aufsetzen oder ... oder ... oder ... Reden Sie dabei mit Ihrem Kind und erklären ihm, auf was es zu achten hat und vor allem, was es nicht tun sollte.

Schwimmen lernen

Wasser übt auf viele Kinder einen großen Reiz aus, umso wichtiger, dass sie früh lernen, sich sicher im Wasser zu bewegen. Viele Hallen- und Erlebnisbäder bieten mittlerweile Eltern-Kind-Schwimmkurse an, in denen Sie gemeinsam mit Ihrem Kind Gelegenheit erhalten, sich im Wasser zu bewegen und nach und nach das »Seepferdchen« zu erwerben.

Fahrrad-Parcours

Fahrrad fahren allein ist schon eine Kunst und verlangt ein gutes Körpergefühl. Doch Fahrrad fahren und gleichzeitig die Hindernisse zu erkennen und ihnen geschickt auszuweichen ist eine echte Herausforderung, die viel Übung und Geschick verlangt. Bauen Sie doch einfach in einer verkehrsberuhigten Straße oder auf einem ungenutzten Parkplatz einen kleinen Parcours auf, der Ihrem Kind die Chance gibt, das Hindernisfahren zu üben.

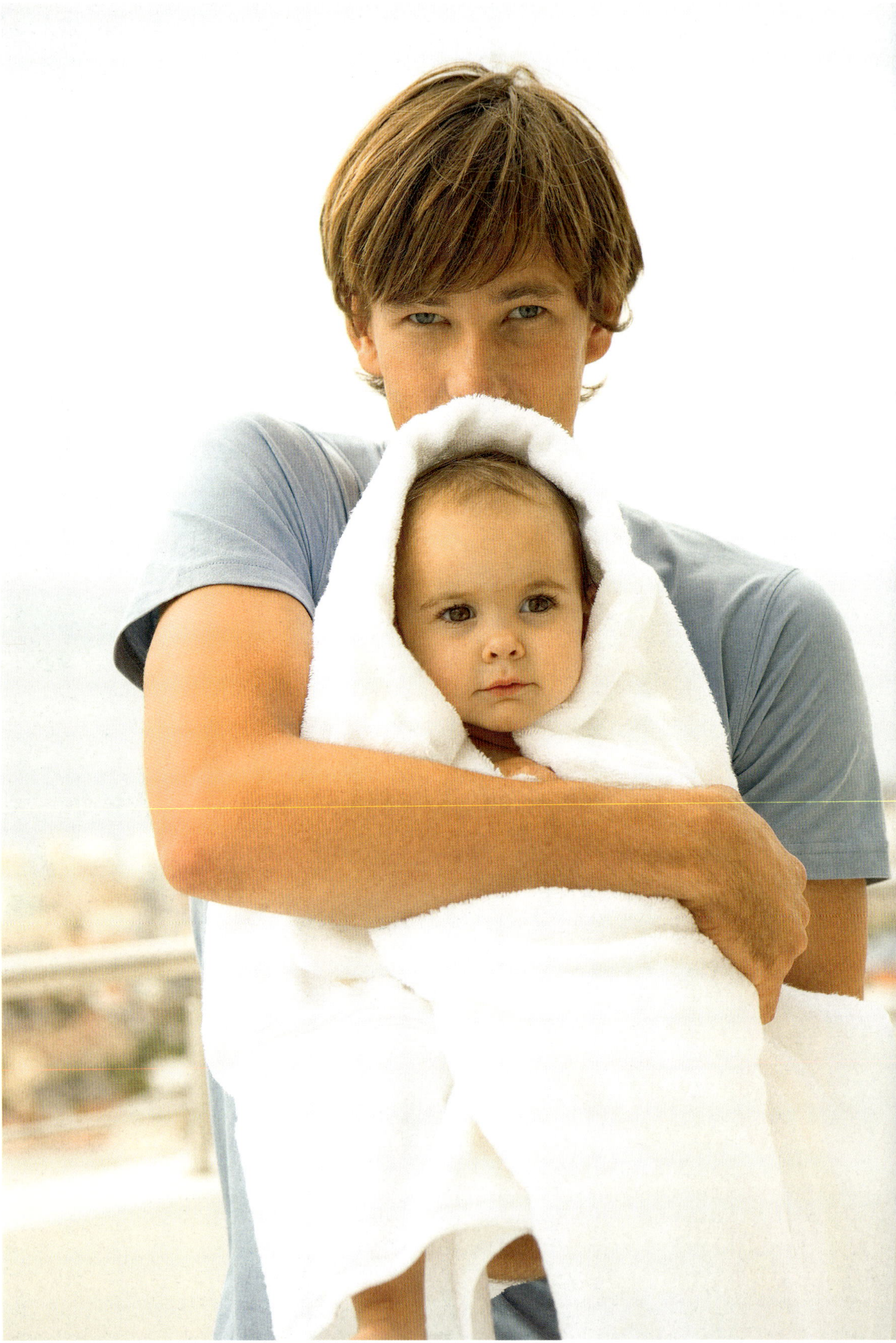

»Die Menschenküken brauchen lange, bis sie fliegen können.«
(Sprichwort aus Sotho)

Ihr Kind im ersten Lebensjahr

In keiner anderen Lebensphase macht der Mensch so gewaltige Entwicklungssprünge und Fortschritte wie in seinem ersten Lebensjahr und es ist für alle Eltern faszinierend und verunsichernd zugleich zu beobachten, wie schnell die einzelnen Schritte einander folgen.

Die Entwicklung Ihres Kindes

In den ersten zwölf Lebensmonaten muss das Kind eine Reihe von Anpassungs- und Entwicklungsleistungen vollbringen. Es muss sich in der neuen Umgebung eingewöhnen, seinen Tag-Nacht-Rhythmus, seine Körpertemperatur, seine Nahrungsaufnahme, seinen Stoffwechsel an die neuen Bedingungen anpassen und Greifen, Krabbeln, Sitzen, Laufen, Sprechen und vieles mehr lernen.

Auch wenn jedes Kind einzigartig ist und sich nach seinem individuellen Tempo und den ihm eigenen Ausprägungen mit seinen persönlichen Stärken und Schwächen entwickelt, durchlaufen doch alle Kinder die verschiedenen Entwicklungsschritte in relativ festen Zeiträumen nach einem bestimmten Muster und jeder Schritt baut auf den anderen auf.

Mit am Aufregendsten ist für die nähere Umgebung die motorische Entwicklung des Kindes. Während es nach der Geburt ohne fremde Hilfe kaum seine Lage verändern kann, gelingt es ihm ab dem dritten Lebensmonat schon, die Arme, Hände, Beine und das Köpfchen gezielt zu bewegen. Es beginnt allmählich sich aus der Rückenlage auf den Bauch zu drehen – meist ohne Vorwarnung – und erweitert damit ganz entscheidend seinen Lebensraum. Es greift nach allem, was es in die Hände kriegen kann und nimmt es sofort in den Mund. Gegenstände, die es in der Hand hat, schaut es sich von allen Seiten an.

Spätestens jetzt sind die Erwachsenen gefordert, die kindliche Umgebung kindersicher zu gestalten. Gefahren lauern überall, ob auf der Wickelauflage, in der Wiege, im Kinderbettchen oder auch beim gemeinsamen Kaffeetisch, wenn das Kleine plötzlich nach der heißen Tasse, Mamas Haaren und Halskette oder nach Papas Brille greift.

Mit etwa dem fünften, sechsten Lebensmonat wird es endgültig gefährlich, denn das Kind fängt an, sich zu rollen. In Rückenlage fühlt sich das Baby immer weniger wohl, kann es in der Bauchlage doch viel mehr von seiner Umgebung wahrnehmen. Nicht selten fängt das Kind zu protestieren an, wenn es aus einer aufrechten Position auf den Rücken gelegt wird. Reicht man ihm die Hände, versucht das Kind, sich aktiv zum Sitzen aufzurichten. Von alleine kann es aber noch nicht stabil sitzen. Um die Wirbelsäule zu schonen, sollten Eltern das Sitzen in dieser Phase nicht fördern und das Kind auch nicht mit der Unterstützung von Hilfskonstruktionen wie Sitzkissen um jeden Preis in den Hochstuhl setzen.

Die ersten Schritte

Zwischen dem achten und zehnten Monat beginnen die meisten Kinder sich auf unterschiedliche Art fortzubewegen, sei es durch Drehen, Robben, Kriechen, Rutschen oder eine weitere Krabbelvariante. Ein richtiges Vorwärtskommen klappt allerdings normalerweise noch nicht. Sie erlernen nach und nach das freie Sitzen, ziehen sich an geeigneten und ungeeigneten Möbeln hoch, versuchen frei zu stehen oder sich an den Möbeln entlang zu hangeln und beginnen nach und nach mit den ersten Schreitversuchen.

Noch hat das Kind im Stand keine Kontrolle über sein Gleichgewicht. Deshalb enden diese Unternehmungen dann oft mit Stürzen, Karambolagen und lautstarkem Schreien, was Eltern und Kind ziemlich in Atem hält. Denn: Gefahren lauern überall und das heranwachsende Kind ist noch blind für das Risiko.

Trotzdem, dieses nachhaltige Üben der Kinder ist wichtig für ihre weitere Entwicklung. Jede neue Bewegung, die sie entdecken, wird stunden- und tagelang ständig wiederholt und eingeübt, ehe die nächste folgt. Auch das Ausbalancieren beim Stehen und bei den ersten Laufversuchen wird zunehmend besser, und dass so mancher Stehversuch auf dem Hosenboden endet, gehört dazu.

Am Ende des ersten Lebensjahrs steht das Kind immer sicherer auf seinen Beinen und wird in seinen Bewegungen immer geschickter. Kein Möbelstück ist mehr vor ihm sicher.

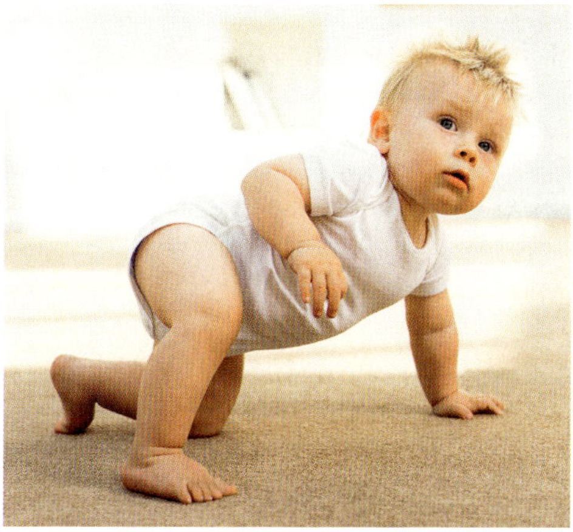

▲ Auf Entdeckungsreise.

Von ganz alleine macht es sich auf den Weg durch die gesamte Wohnung und erkundet alle Räume. Spätestens jetzt muss die Wohnung in allen Bereichen wirklich kindersicher sein. Ein selbstkritischer Sicherheits-Check steht an. Gibt es Bodenvasen, die um und auf das Kind fallen können? Wie sieht es mit scharfen Ecken und Kanten aus? Gibt es gefährliche Glastische? Müssen Treppenauf- und abgänge gesichert werden? Ist das Babyspielzeug auch wirklich kindgerecht? Gerade beim ersten Kind nehmen Eltern plötzlich erstaunt wahr, was alles nicht kindgerecht und kindersicher ist.

Apropos Lauflernhilfen

Manche Eltern setzen ihr Kind in sogenannte Lauflernhilfen wie Gehfrei, Babywalker o. Ä. unter der Vorstellung, ihr Kind dadurch in seiner Entwicklung zu unterstützen. Das ist vollkommen überflüssig; denn erstens lernt jedes Kind nach seinem Tempo auch ohne solche Geräte das Laufen, und zweitens gefährden Lauflernhilfen Kleinkinder mehr, als dass sie ihnen nützen, denn sie können schwere Unfälle verursachen. Etwa 6000 Unfälle im Jahr gehen auf ihr Konto. Die Palette reicht von Schürfwunden bis hin zu Schädelbrüchen als häufigste Verletzungsarten. Oft stürzen die Kleinen auch mitsamt Lauflernhilfe über Türschwellen oder die Treppen hinunter oder erleiden Verbrühungen, weil sie durch die größere Reichweite Tassen oder Schüsseln mit heißer Flüssigkeit herunterreißen können.

Wie gefährlich solche Lauflernhilfen sind, lässt sich auch an der Tatsache ablesen, dass sie in Kanada seit 2004 vom Gesetzgeber verboten sind.

»Erst bei den Enkeln ist man dann so weit, dass man die Kinder ungefähr verstehen kann.«
(Erich Kästner)

Die kindgerechte Umgebung

Ob und wie eine Umgebung aussehen sollte, die gleichzeitig den kindlichen Bedürfnissen nach Entfaltungsmöglichkeit und den Sicherheitsvorstellungen der Eltern gerecht werden kann, hängt von vielen Faktoren ab.

Zum einen selbstverständlich vom Alter des Kindes. Während der Säugling z. B. noch davor geschützt werden muss, dass er nicht von der Wickelauflage fällt, benötigt das ältere Kind dagegen vielleicht Schutzgitter, die verhindern, dass es Töpfe mit heißem Essen vom Herd ziehen kann. Dann spielen die Gegebenheiten der Wohnung, das Umfeld, in dem die Wohnung liegt, und auch die Möglichkeiten der Eltern eine Rolle. Und so sind auch die folgenden Tipps, die den Schwerpunkt auf das kritische erste Lebensjahr legen, immer wieder unter den genannten Vorzeichen zu betrachten.

Der Schlafbereich

Die Frage: »Wo schläft das Kind?« sorgt gerade beim ersten Kind für viel Gesprächsstoff unter Großeltern, Freunden und Verwandten. Manchmal beantwortet sich die Frage durch die eingeschränkten Möglichkeiten der elterlichen Wohnung von selbst. Manchmal entscheiden aber auch die Eltern vor und das Kind mit, weil es an einem bestimmten Platz besser schläft als an einem anderen. Eins aber sollte immer im Bewusstsein sein: Die Schlafumgebung ist wichtig für einen guten und gesunden Schlaf.

Egal, wo das Kind schläft, sollten einige Dinge unbedingt beachtet werden, da gerade im ersten Lebensjahr die Gefahr durch Ersticken, Überhitzen und auch durch plötzlichen Kindstod besteht. Es muss nicht das eigene Zimmer sein, aber das Kind sollte einen eigenen Schlafplatz haben. Es hat sich bewährt, die Wiege oder das Bettchen in der Nähe des elterlichen Bettes aufzustellen. Das elterliche Bett selber ist denkbar ungeeignet.

Der Schlafbereich des Kindes sollte optimalerweise eine Temperatur um 18 °C haben. Außerdem sollte ein Wärmestau vermieden werden. Das heißt, dass das Kind nicht zu warm bekleidet und nur mit einer leichten Decke zugedeckt sein sollte. (Eine zu starke Überwärmung des kleinen Körpers während des Schlafens gilt als eine der Ursachen für den plötzlichen Kindstod.) Im Sommer reicht meist eine kleine Wolldecke, im Winter ein Steppbett. Die Decke sollte auch nicht so groß sein, dass das Kind darunter verschwinden kann. Am besten empfiehlt sich ein Schlafsack, der nicht zu breit ist, um zu verhindern, dass das Kind sich darin verwickeln kann.

Wiege oder Bettchen sollten dem Kind einen sicheren Rahmen bieten und gleichzeitig den Blick auf die Umgebung ermöglichen. Oft wird zunächst ein Stubenwagen oder eine Wiege bevorzugt, aber je nachdem, wie groß das Kind ist und wie schnell es wächst, werden Stubenwagen und Wiege nach spätestens sechs Monaten zu klein. Dann ist es Zeit, auf ein Bettchen umzusteigen.

In letzter Zeit kommen zunehmend Babybalkone zum Einsatz. Das sind Kinderbettchen, bei denen an einer Längsseite das Gitter entfernt wurde. Das Bettchen kann dadurch ganz an das Bett der Eltern herangeschoben und dort fixiert werden. Die Matratze des Kinderbetts sollte dabei möglichst auf der gleichen Höhe wie die des Elternbetts sein. So kann das Kind ganz nahe bei der Mutter liegen, ohne dass sie Angst haben muss, ihr Kind im Schlaf zu erdrücken.

Ob klassisches Babybett oder Babybalkon, die Schlafstätte sollte allen Sicherheitsanforderungen genügen und keine überstehenden Teile, scharfe oder spitze Kanten und Ecken aufweisen, an denen sich das Baby verletzen könnte. Der Gitterabstand darf höchstens 10 cm betragen. Die Matratze sollte nicht dicker als zehn Zentimeter und eher fest sein: Beim Liegen sollte das Kind nicht mehr als zwei Zentimeter einsinken. Die Matratze sollte keine Rückstände von Flammschutzmitteln, Weichmachern, Lösungsmitteln usw. aufweisen. Hinweise geben die Verbraucherschutzorganisationen. Für allergiegefährdete Kinder gibt es mittlerweile spezielle Matratzen.

In ein Kinderbett gehören im ersten Jahr auf keinen Fall Kopfkissen, Heizkissen oder Felle. Kuscheltiere sind zwar bei Erwachsenen beliebte Geschenke, trotzdem sollte nicht mehr als ein Kuscheltier im Bettchen liegen. Auch Bänder, Schnüre und ähnliches haben hier nichts zu suchen. Wichtig ist, dass der Boden des Kinderbetts abgesenkt werden kann, damit nicht die Gefahr besteht, dass das Kind kopfüber aus dem Bettchen fällt, sobald es sich an den Bettgittern hochziehen kann.

Viele Kinder schlafen besser, wenn in ihrem Schlafzimmer ein kleines Dämmerlicht etwas Helligkeit spendet. Größeren Kindern ist so ein Licht gleichzeitig eine Hilfe, wenn sie nachts wach werden und sich orientieren müssen, wenn sie z. B. ihre Eltern oder das Bad suchen.

Hilfreich und praktisch zugleich sind aufsteckbare Bettgitter. Sie kommen zum Einsatz, wenn im Hotel oder in der Ferienwohnung kein Kinderbett vorhanden ist oder auch beim Übergang vom Kinderbett zum normalen Bett. Die Bettgitter werden auf die gewünschte Länge ausgezogen und zwischen Matratze und Lattenrost gesteckt. Sie lassen sich durch einen Höhenadapter individuell an die Matratzenstärke anpassen und können für den Transport komplett zerlegt und mühelos verstaut werden.

Auf dem Bauch oder auf dem Rücken?

Eine viel diskutierte Frage ist, wie das Kind schlafen sollte: auf dem Bauch, in der Seitenlage oder auf dem Rücken. Solange ein Kind noch nicht das Köpfchen heben oder sich dre-

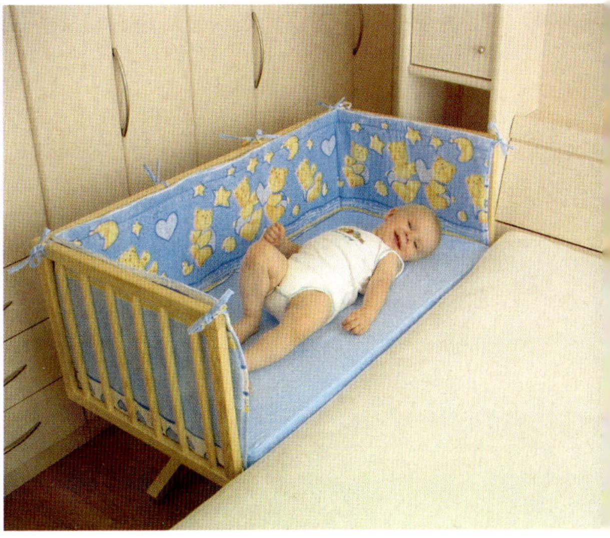

▲ Im Babybalkon ist Ihr Kind gut aufgehoben.

hen kann, besteht in der Bauchlage die Gefahr, dass der Kopf zu tief in die Unterlage gedrückt wird. Aktuell wird deshalb gerade in den ersten Lebenstagen die Rückenlage empfohlen. Die Kinder lernen dann schnell, ihren Kopf zu bewegen. Außerdem gibt die Rückenlage den Armen und Beinen mehr Bewegungsfreiheit.

Für viele Eltern ist das Babyphon eine gute Möglichkeit, sich auch mal außerhalb des direkten Umfelds des schlafenden Kindes aufzuhalten. Da vom Babyphon – wie von allen elektrischen Geräten – elektromagnetische Wellen ausgehen, sollte es nicht direkt am Schlafplatz des Kindes stehen, sondern in einem ausreichenden Abstand, nach dem Motto: »Lieber zu weit als zu nah.« Auch das Telefon oder der Radiowecker gehören nicht in das unmittelbare Umfeld des Kindes.

INFO

Der Schlafplatz im ersten Lebensjahr

- Im elterlichen Schlafzimmer, aber nicht im elterlichen Bett.
- Keine Kissen, keine Felle, kein Heizkissen.
- Optimalerweise eine Raumtemperatur um 18 °C.
- Schlafsack in passender Größe.
- Nicht zu dick angezogen.
- Keine Bänder, keine Kleinteile im Bett.
- Höchstens ein Kuscheltier.
- Rückenlage.
- Rauchfreie (!) Umgebung.
- Babyphon in ausreichender Entfernung.
- Kein Telefon oder elektrischer Wecker in unmittelbarer Nähe.

Der Wickeltisch

Dem Wickeltisch, ob im Kinder-, Schlafzimmer oder Bad, sollte ein besonderes Augenmerk dienen; denn Stürze vom Wickeltisch gehören in dieser Lebensphase zu den häufigsten Unfällen. Der sicherste Wickelplatz ist eigentlich der Fußboden. Hier kann das Kind, egal wie es strampelt und sich dreht, nicht herunterfallen. Soll es dann doch ein eigener Wickelplatz sein, sollte der Wickeltisch am besten 70 mal 80 cm groß und an den Seitenteilen ausreichend erhöht sein. Die Wickelauflage sollte gut gepolstert und abwaschbar und der Bezug frei von schädlichen Stoffen sein, die über die nackte Haut in den Körper gelangen können.

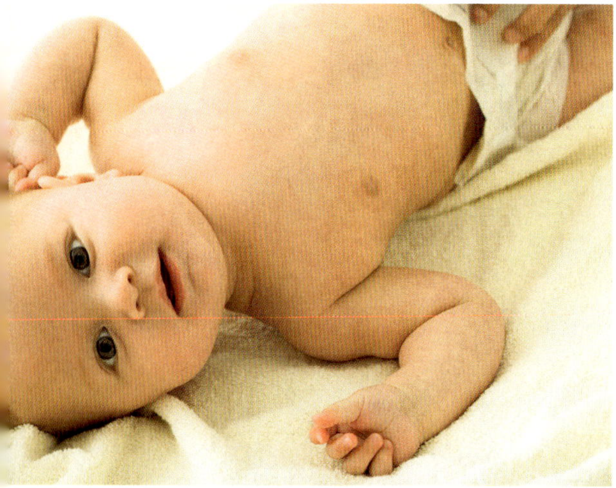

▲ Lassen Sie Ihr Kind nie allein auf dem Wickeltisch.

Das Wichtigste aber ist: Lassen Sie ihr Kind auf der Wickelauflage niemals aus den Augen. Richten Sie es so ein, dass alle Dinge, die Sie zum Wickeln benötigen, zwar in Ihrer Reichweite sind, aber für Ihr Kind unerreichbar bleiben. Lassen Sie immer eine Hand am Kind, auch wenn Sie sich zum Beispiel zur Seite wenden oder nach unten beugen, um etwas aufzunehmen.

INFO

Denken Sie am Wickeltisch stets daran:

- immer eine Hand am Kind,
- nicht mit dem Handy am Ohr oder einer Hand am Handy das Kind wickeln,
- muss etwas nachträglich geholt werden, immer das Kind mitnehmen oder auf den Boden legen; das gilt auch, wenn es zum Beispiel an der Tür läutet oder das Telefon klingelt,
- keine kleinen oder spitzen Gegenstände in den Ablagekörben an der Wickelkommode stehen lassen,
- keine Fieberthermometer oder Medikamente (z. B. Nasentropfen, Fieberzäpfchen) rund um den Wickelplatz liegen lassen,
- die Schubladen der Wickelkommode mit Kindersicherungen sichern, damit sich ältere Geschwisterkinder nicht die Finger klemmen und
- Heizstrahler über dem Wickelplatz, wenn überhaupt, so über dem Wickelplatz befestigen, dass je nach Heizleistung der Sicherheitsabstand gewahrt ist und sie nicht herunterfallen können.

Das Bad

Das Bad ist ein Bereich, der per se eine Reihe von Risiken birgt. An erster Stelle besteht hier die Gefahr, dass Sie selbst ausrutschen, wenn Sie Ihr Kind versorgen. Sorgen Sie deshalb stets dafür, dass der Boden trocken ist und Sie rutschfeste Schuhe anhaben, wenn Sie Ihr Kind baden oder duschen. Manchmal ist auch eine rutschfeste Matte hilfreich.

Eine häufig übersehene Gefahr im Bad ist das Verbrühen durch heißes Wasser in Dusche, Badewanne oder Waschbecken. Hier hilft der Einbau einer Mischbatterie mit Temperatursperre weiter. Wenn das nicht geht, sollte stets zuerst das kalte Wasser aufgedreht werden. Für die Überprüfung der Badetemperatur gibt es geeignete Babybadethermometer. Ein altes Hausrezept ist auch der Ellenbogentest. Wenn Sie Ihren Ellenbogen ins Wasser halten und die Temperatur als angenehm erleben, hat es auch die richtige Temperatur für Ihr Kind.

Was auf keinen Fall in den Bereich der Badewanne gehört sind elektrische Geräte wie Föhn und zusätzliche Heizstrahler. Der Kontakt von angeschlossenem Elektrogerät mit Wasser kann tödlich für Sie oder Ihr Kind enden.

Denken Sie stets daran: Lassen Sie Ihr Kind nie allein und ohne Aufsicht in der Badewan-

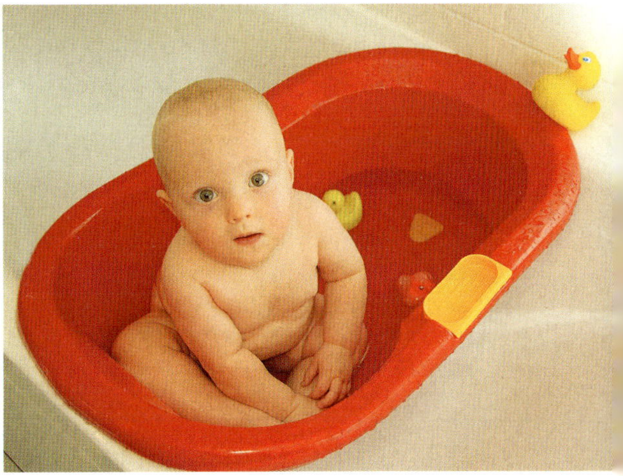

▲ Auch in so einer Badewanne sollte Ihr Kind nie unbeaufsichtigt sein.

ne, auch nicht, wenn Sie einen der speziellen Badewannensitze für Kleinkinder verwenden, die ein Untergehen vermeiden sollen.

Schnell übersehen von frischgebackenen Eltern wird oft die Faszination, die Toilette und Bidet auf Kinder ausüben. Das Bidet hat schon für kleinste Weltentdecker die richtige Höhe. Sie können sich hochziehen, Wasser laufen lassen und so das Bad in eine unangenehme Rutschbahn verwandeln, mit der Sie vielleicht gerade nicht rechnen, wenn Sie den Übeltäter entdecken. Bei der Toilette kommt hinzu, dass kleine Kinder sich schnell am Toilettendeckel die Finger klemmen können und gerne alles, was ihnen in die Hände kommt, in die Toilette werfen.

Selbstverständlich ist die Toilette inkl. Toilettenbürste allein schon aus hygienischen Gründen nicht das richtige Spielzeug. Doch für die Kleinen, die ihre Welt entdecken, ist das nicht zu unterscheiden. Hier müssen Sie als Eltern vorsorgen. Die Toilettentür sollten Sie stets verschlossen halten und die Toilettenbürste so unterbringen, dass sie außer Reichweite Ihres Kindes bleibt.

INFO

Die wichtigsten Tipps fürs Bad

- Temperatur des Wassers einstellen bzw. prüfen.
- Elektrische Geräte fernhalten.
- Kind immer beaufsichtigen.
- Toilette und Toilettenbürste sichern.

Der Wohnbereich

Spätestens, wenn das Robben oder Krabbeln einsetzt, ist die Ruhe im Haus vorbei. Sie als Eltern müssen sich nun Gedanken machen, welchen Raum sie Ihrem Kind zugestehen und wie Sie diesen Bereich sichern wollen. Räumen Sie konsequent alles weg, was Ihr Kind gefährden könnte und schließen Sie alles ab, was nicht zugänglich sein soll, einschließlich Treppenhaus.

Im Fachhandel gibt es verschiedene Sicherungssysteme, die Treppen und Räume so sichern, dass Ihr Kind die Barrieren nicht überwinden kann, Sie Ihr Kind aber trotzdem im Auge behalten können. Es werden auch verschiedene Sicherungssysteme angeboten, die nachträglich an Schranktüren oder Schubladen angebracht werden können, sodass Schrank- und Schubladeninhalte für Kleinkinder unzugänglich bleiben. Besonders zu sichern sind auch Möbelecken und Kanten, für die es ebenfalls Sicherungssysteme gibt. Gerade in der Phase der ersten Gehversuche mit entsprechenden Stürzen stellen scharfe Kanten und spitze Sachen eine besondere Verletzungsquelle dar.

Überprüfen Sie auf jeden Fall Ihre Regale auf Kippsicherheit. Es wäre nicht das erste Mal, dass ein Kind versucht, ein Regal zu erklettern und damit umfällt. Wenn nötig, fixieren Sie das Regal mit entsprechenden Dübeln oder Haken an der Wand. Falls Sie gerne eine Tischdecke auflegen, denken Sie dran, dass Ihr Kind nur einen Zipfel braucht, um den gesamten Tisch abzudecken. Benutzen Sie deshalb in den ersten zwei Lebensjahren nur Tischläufer oder Sets, die nicht über den Tischrand reichen, oder verzichten Sie ganz auf Tischdecken.

Vergessen Sie nie, Alkohol, Zigaretten und auch entsprechende Reste vor Ihrem Kind sicher zu verschließen. Gerade wenn nach abendlichen Feiern der Nachwuchs vor den Eltern die Überbleibsel der Feier begutachtet, sollten Sie sicher sein, dass Ihr Kind keine Alkoholreste mehr vorfindet.

Und dann – »last but not least«: Achten Sie auf Ihre Schlüssel. In der Krabbelphase werden Sie öfter Gelegenheit haben, Schlüssel, die Sie liegengelassen haben oder die eigentlich in Schranktüren stecken sollten, zu suchen. Manchmal findet man erst nach stundenlangem Suchen die Schlüssel unter einem Möbelstück oder am Grunde der Spielzeugkiste oder wo auch immer. Sobald Ihr Kind aber dann stehen und laufen kann, sollten Sie überall dort, wo es unabsichtlich den Schlüssel bewegen und sich einschließen könnte, die Schlüssel nicht mehr einfach stecken lassen, sondern sicher verwahren.

Der Boden

Wichtig ist auch die Beschaffenheit des Bodens. Ein glatter Boden kann sehr schnell zur Rutschbahn werden und ein Sturz auf einen Steinfußboden oder auf Fliesen kann schwere Verletzungen nach sich ziehen. Aber auch Teppiche können zur gefährlichen Stolperfalle werden, wenn sie nicht auf einer rutschfesten Unterlage liegen.

Den Boden sollten Sie übrigens wie alles andere im Haushalt nur mit den üblichen Putzmitteln gründlich reinigen. Desinfektionsmittel haben im normalen Haushalt nichts verloren, auch nicht auf den Toiletten. Sie führen nur zu einer Keimselektion, also dazu, dass am Ende Keime, mit denen unser Immunsystem sich problemlos selbst auseinandersetzen könnte, zerstört werden und die gefährlicheren überleben. Außerdem gefährden diese Mittel bei falscher Aufbewahrung die Gesundheit Ihres Kindes!

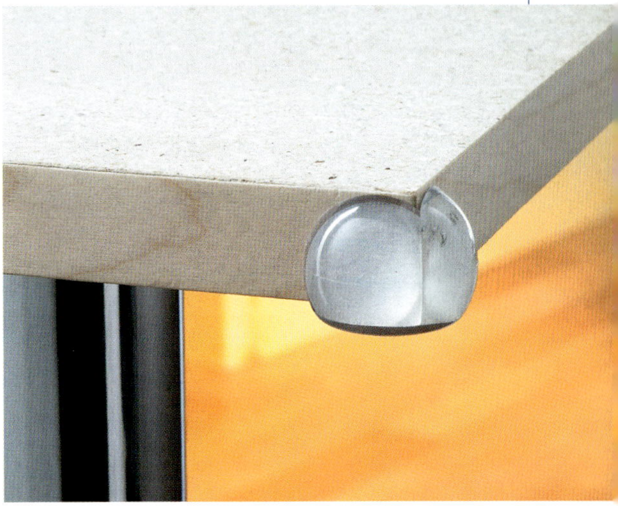

▲ Im Handel finden Sie eine große Auswahl von Ecken- und Kantenschutzsystemen, Schrankschlössern und Treppengittern.

Vor allem in den Räumen, in denen sich die Familie regelmäßig aufhält, sollte möglichst nichts auf dem Boden herumliegen (zum Beispiel Spielzeug oder Schuhe). Abgesehen von der Stolpergefahr, können kleinere Teile leicht von jüngeren Kindern in den Mund genommen werden und in die Luftröhre geraten. In hellen, gut ausgeleuchteten Räumen sieht man Stolperfallen leichter, aber auch Ecken und Kanten, an denen man sich stoßen könnte. Sorgen Sie deshalb in allen Räumen, vor allem auch im Flur und im Treppenhaus für eine gute Beleuchtung.

Die Fenster

Fenster haben für alle Kinder in diesem Alter eine große Anziehungskraft, sie müssen deshalb unbedingt kindersicher sein. Das lässt sich durch Sicherheitsverschlüsse wie abschließbare Griffschlösser, Kasten- und andere Zusatzschlösser, durch aufwändige Stangenriegelschlösser, die dem Fenster oder besonders der Terrassentür sozusagen automatisch beim Schließvorgang auch oben und unten zusätzlichen Halt geben, durch Gitter oder Kunststoffnetze, aber auch durch Fensterfeststeller erreichen. Man kann auch eine Kombination von Fenstersicherung und Alarm einbauen, die das Fenster als Schutz vor Eindringlingen und gleichzeitig auch als Schutz Ihres Kindes mit einem sehr lauten Alarmsignal sichert, damit Sie sofort wissen, wenn Ihr Kind unerlaubt Fenster oder Türen öffnet. Lassen Sie sich auf jeden Fall im Fachhandel über die besten Möglichkeiten für Ihren Bedarf beraten.

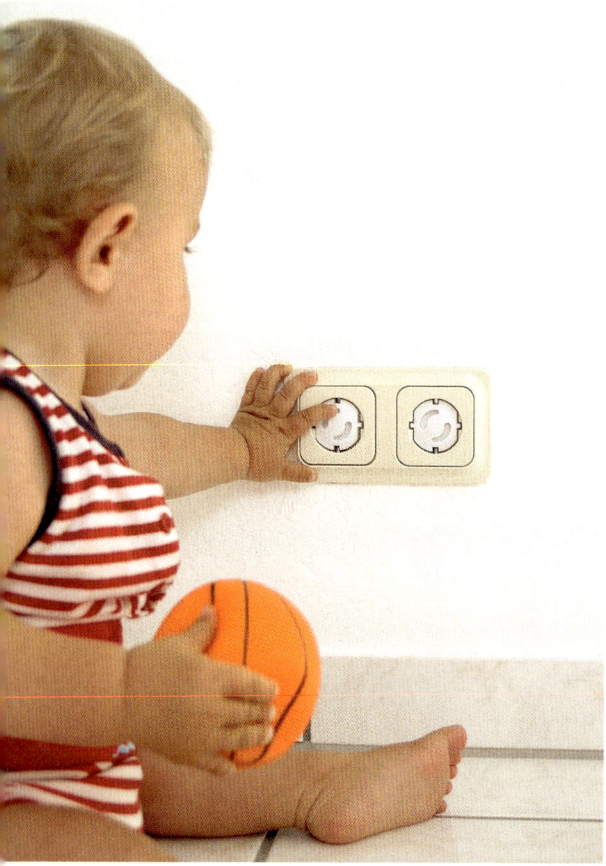

▲ Ungesicherte Steckdosen können für Ihr Kind gefährlich werden!

Achtung: Vorsicht mit Blumentöpfen auf Fensterbänken! Sie können nach innen und außen fallen.

Strom und Elektrogeräte

Elektrogeräte und Steckdosen üben auf unsere Kleinsten eine eigene Faszination aus. Auch heute noch hat der Merksatz: »Messer, Gabel, Schere, Licht sind für kleine Kinder nicht.« seine Berechtigung. Tagtäglich verunglücken Kinder beim Umgang mit elektrischem Strom. Überprüfen Sie deshalb nach und nach alle Räume, und versetzen Sie sich dabei in die Lage Ihres Kindes. Alle Steckdosen und Kabel müssen mit speziellen Steckdosenverriegelungen verschlossen sein, damit Ihr Kind nicht in die Dose fassen und sich verletzen kann. Lassen Sie keine Dose aus!

Alle Elektrogeräte müssen auf Sicherungsmaßnahmen überprüft werden. Vermeiden Sie Kabelsalat, in dem Ihr Kind sich verheddern und strangulieren kann. Lassen Sie Ihr Kind niemals unbeobachtet, wenn Sie das Bügeleisen an haben, Staubsauger oder Fernseher laufen. Denken Sie stets daran: Ein kurzer Ruck am Kabel in einem unbeobachteten Moment und schon stürzt das Bügeleisen auf Ihr Kind.

Achten Sie vor allem im Bad darauf, dass sich Elektrogeräte immer außerhalb der Reichweite von Kindern befinden, ziehen Sie nach Gebrauch eines Elektrogeräts immer sofort den Netzstecker und räumen das Gerät weg. Bewahren Sie dabei Elektrogeräte im Bad oder in der Küche nicht in der Nähe von Wasser auf, denn ein Stromschlag bei Kontakt vom laufenden Elektrogerät mit Wasser kann tödlich enden.

INFO

Einige Tipps zum Umgang mit Elektrogeräten und Stromkabeln

- Verwenden Sie nur technisch einwandfreie Elektrogeräte und Stromkabel.
- Tauschen Sie defekte Geräte, Stecker und Kabel sofort aus und lassen Sie sie ggf. fachgerecht reparieren.
- Verlegen Sie Elektrokabel möglichst immer fest.
- Installieren Sie Kinderschutzsteckdosen oder versehen Sie alle vorhandenen Steckdosen, auch Mehrfachsteckdosen, mit Kindersicherungen.
- Halten Sie Elektrogeräte immer außerhalb der Reichweite von Kindern, besonders im Bad.
- Ziehen Sie nach Gebrauch eines Elektrogeräts immer sofort den Netzstecker und räumen das Gerät weg.
- Bewahren Sie Elektrogeräte im Bad oder in der Küche nicht in der Nähe von Wasser auf.
- Verwenden Sie im Kinderzimmer nur Geräte mit einer Netzspannung von maximal 24 Volt. Bei Geräten, die überwiegend von Kindern benutzt werden, ist dies sogar Vorschrift.

Die Küche

Richten Sie ein besonderes Augenmerk auf Ihre Küche. Montieren Sie Schutzgitter am Herd, damit Ihr Kind erst gar nicht an die Töpfe gelangen kann, bringen Sie Sicherheitsknäufe an, die die Temperatur begrenzen, und zusätzlich Backofenverriegelungen. Nutzen Sie möglichst die hinteren Felder zum Kochen und drehen die Töpfe und Pfannen stets so, dass der Stiel nach hinten zeigt. Denken Sie dran: Setzen Sie Ihr Kind niemals auf der Arbeitsplatte neben dem Herd ab.

Räumen Sie Messer, Scheren und Brotschneidemaschine so weg, dass sie für Ihr Kind unerreichbar sind. Lassen Sie Putz- und Reinigungsmittel, Entkalker, Rohrfreigranulate und die Tabs für die Spülmaschine nicht offen unter der Spüle stehen, sondern schließen Sie sie sicher ein. Belassen Sie diese Mittel in ihren Originalbehältern, die heute im Allgemeinen durch kindersichere Verschlüsse gesichert sind, und füllen den Inhalt nicht in Limonadenflaschen oder ähnliches um.

Lassen Sie Kabel von Elektrokocher, Kaffeemaschine und Toaster nicht herunterhängen, damit Ihr Kind die Geräte nicht herunterreißen kann. Halten Sie Spülmaschine, Waschmaschi-

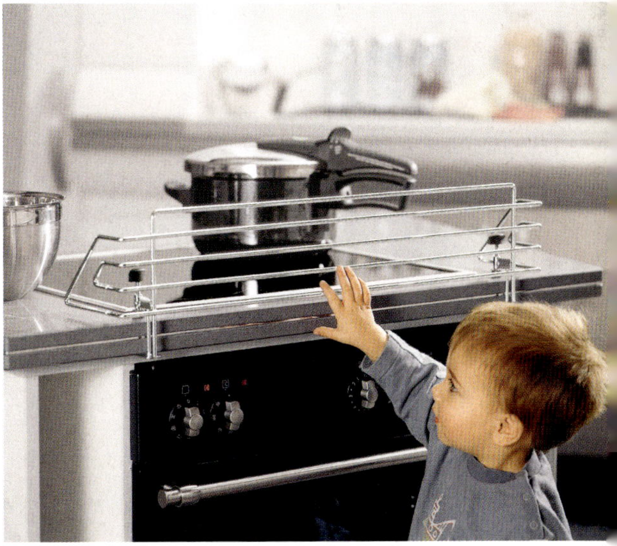

▲ So kommt Ihr Kind nicht an die Töpfe.

ne, Wäschetrockner, Kühlschrank, Tiefkühltruhe stets geschlossen, da Kleinkinder gerne hineinkrabbeln.

Vergessen Sie nicht, dass Essen aus der Mikrowelle je nach Zusammensetzung an bestimmten Stellen bereits extrem heiß sein kann, während der Rest noch kalt ist.

Verwahren Sie Plastiktüten und Gefrierbeutel kindersicher auf, damit Ihr Kind sie nicht über den Kopf stülpen und ersticken kann, und prüfen Sie nach, ob Sie vielleicht Rauchmelder in Ihren Räumen, vor allem in der Küche anbringen lassen.

Der Hochstuhl

Meist in der zweiten Hälfte des ersten Lebensjahrs will Ihr Kind jetzt auch dabei sein und mit am Tisch sitzen. Dann findet der Kinderhochstuhl Eingang in den elterlichen Haushalt. Es gibt ganz unterschiedliche Modelle auf dem Markt. Wichtig ist, dass sie sicherheitsgeprüft sind. Noch wichtiger aber ist, dass Sie Ihr Kind nie unbeaufsichtigt im Hochstuhl sitzen lassen, selbst wenn das Kind mit einem Bauchgurt gesichert ist. Kindliche Reaktionen sind einfach nicht berechenbar und ein Sturz aus dem Hochstuhl kann zu erheblichen Verletzungen führen.

Darauf sollten Sie achten:

- Der Hochstuhl ist sicherheitsgeprüft und entsprechend gekennzeichnet (zum Beispiel geprüfte Sicherheit »GS«).
- Ihr Kind sitzt bequem darin und kann die Beine aufstellen, der Rücken wird abgestützt.
- Ein Bauch- oder Schrittgurt verhindert, dass Ihr Kind hinausgleiten oder sich aufrichten und hinausstürzen kann.
- Der Hochstuhl hat keine scharfen Ecken oder Kanten und ablösbare Kleinteile, die Ihr Kind verschlucken könnte.
- Das Material ist speichelfest und schadstoffarm.
- Der Hochstuhl ist komplett abwaschbar.

Wenn Ihr Kind dann mit isst, denken Sie immer daran, dass es ganz plötzlich und unerwartet nach Dingen greifen und sie in den Mund nehmen oder hinabwerfen kann. Lassen Sie deshalb nie etwas Heißes in der Nähe Ihres Kindes stehen und hantieren Sie auch nicht mit heißen Flüssigkeiten, wenn Sie Ihr Kind auf dem Arm haben. Eine unachtsame Bewegung Ihrerseits oder auch des Kindes und das Kind hat sich verbrüht. Lassen Sie Ihr Kind aus Plastikbechern trinken, die nicht zu Bruch gehen, wenn sie hinunterfallen und bei den ersten eigenen Trinkversuchen von Ihrem Kind selbst besser festgehalten werden können.

Das richtige Spielzeug

Spielzeug sollte in erster Linie ungefährlich, leicht zu reinigen und altersgerecht sein. Das Angebot ist heute groß.

Was ist ungefährlich bzw. unbedenklich? Gerade im ersten Lebensjahr, in dem das Kind noch alles in den Mund nimmt, sollte das Spielzeug besonders aufmerksam ausgesucht werden.

Der (klein)kindersichere Haushalt im Überblick

- Halten Sie Putz-, Reinigungs-, Frostschutzmittel und Ähnliches unter Verschluss.
- Lassen Sie Spülmaschine, Waschmaschine, Wäschetrockner, Kühlschrank und Tiefkühltruhe nicht offen stehen.
- Stellen Sie Töpfe und Pfannen so auf den Herd, dass ihre Stiele nach hinten zeigen, damit Ihr Kind sie nicht herunterreißen und sich verletzen oder verbrennen/verbrühen kann. Am besten benutzen Sie die vorderen Felder nicht oder bringen ein Schutzgitter am Herd an.
- Sichern Sie Schubladen, Schranktüren etc. so, dass nur Erwachsene sie öffnen können. Verwahren Sie darüber hinaus Gläser, Porzellan, Messer etc. so (weit oben, hinten), dass die Kinder auch bei geöffneten Türen oder Schubladen sie nicht erreichen können.
- Lassen Sie Messer, Gabel und Scheren nicht offen herumliegen.
- Legen Sie Tischdecken nur auf, wenn Sie dabei sind.
- Schützen Sie scharfe Kanten und Spitzen von Tischen und anderen Möbeln mit Eckenschutz und bringen Sie Zerbrechliches außer Reichweite.
- Bringen Sie Mülleimer für Kinder unzugänglich unter. Sie könnten sich an leeren Konservendosen verletzen oder Dinge in den Mund nehmen, die unverträglich sind.
- Prüfen Sie Ihre Pflanzen auf ihre Unbedenklichkeit.

Achten Sie darauf, dass es sich nicht um scharfe, spitze, zerbrechliche und scharfkantige Dinge handelt, oder es aus Blech oder Glas besteht. Spielzeuge, mit denen die Kinder sich die Finger klemmen können, die beim Lutschen die Farbe verlieren, oder mit denen die Kinder sich strangulieren könnten (Kordeln und Schleifen), gehören auf gar keinen Fall in die Hand der Kleinen.

Ob das Spielzeug den deutschen Sicherheitsbestimmungen entspricht, erkennt man am GS-Prüfzeichen, kurz für »geprüfte Sicherheit«. Das Zeichen steht für Hersteller, die sich freiwilligen Produkt- und Sicherheitstests durch staatliche Zertifizierungsstellen wie LGA (Landesgewerbeanstalt Bayern), TÜV (Technischer Überwachungs-Verein) oder VDE (Verband der Elektrotechnik, Elektronik und Informationstechnik e.V.) unterziehen. Das CE-Zeichen, das alle Spielzeuge auf dem deutschen Markt tragen müssen, ist dagegen weniger aussagekräftig, denn das Siegel entspricht einer Selbsterklärung des Herstellers. (Das Kürzel CE kann man mit »Communautés Européennes« also Europäische Gemeinschaften, alternativ »Conformität mit Europa« übersetzen, also einer Übereinstimmung mit europäischen Regeln.)

Ein weiteres Siegel, das »spiel gut«-Siegel wird vom unabhängigen Arbeitsausschuss »Kinderspiel und Spielzeug e.V.« in Ulm vergeben. Bei der Vergabe steht der Spielwert im Vordergrund. Design, Sicherheit und Haltbarkeit sowie Material und Umweltverträglichkeit werden getestet.

Was ist altersgerecht? Für das altersgerechte Spielzeug gilt: je kleiner das Kind, desto größer das Spielzeug. Babyrasseln, Beißringe und kleine Stofftiere sind ideale Spielzeuge, um den Kleinen Anregung zu schaffen und die Langeweile zu vertreiben. Sehr beliebt sind kleine, weiche Bälle sowie Spieldecken mit angenähten Stofftieren. Da gerade im ersten Lebensjahr Ihr Kind alles in den Mund nimmt, um es ausgiebig zu untersuchen, sind zu kleine Gegenstände, die es verschlucken kann, als Spielzeug absolut tabu. Achten Sie unbedingt darauf, dass das Spielzeug keine verschluckbaren Einzelteile enthält. Vergessen Sie nicht: Spielzeug von Kleinkindern sollte auch keine Knopfbatterien enthalten.

Achten Sie auch auf das Spielzeug von älteren Geschwistern, auf Kleinteile von Lego, Playmobil und was ansonsten infrage kommt. Für die Kleinen ist das allemal interessanter als das eigene, aber nicht unbedingt geeigneter. Schaffen Sie sichere Räume für die jüngeren und geben gleichzeitig den älteren Geschwistern den Platz, den sie benötigen, um ihren Interessen nachzugehen.

▲ Achten Sie auf die verschiedenen Gütesiegel.

Leben mit Pflanzen, leben im Garten

Eltern kleinerer Kinder sollten genau auf die Auswahl ihrer Pflanzen achten. Denn viele auch der heimischen Pflanzen bzw. ihre Früchte sind giftig (siehe S. 88) und für Kleinkinder, die gerne alles in den Mund stecken, können sie lebensgefährlich werden. Erkundigen Sie sich deshalb bei Ihrem Gärtner oder Floristen über die verschiedenen Pflanzen, ehe Sie sich für deren Kauf entscheiden bzw. gehen Sie mit einem Experten durch Ihre Wohnung oder durch Ihren Garten und überprüfen Sie, welche Sorten Ihrem Kind schaden könnten.

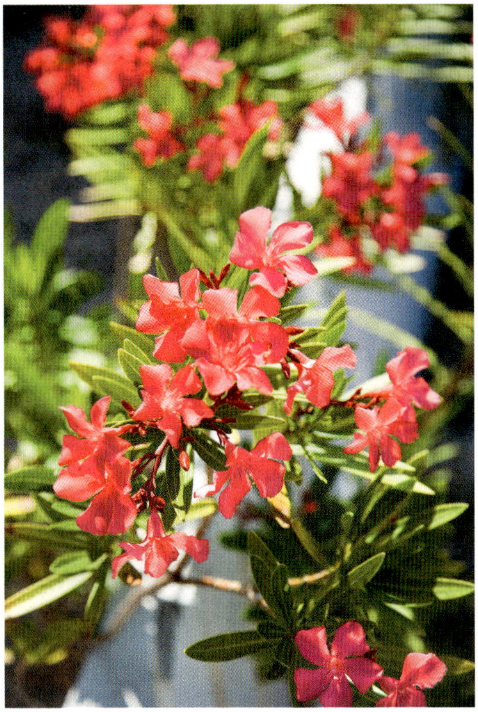

▲ Oleander, wunderschön aber gefährlich für Ihr Kind!

Wenn Ihr Kind mit giftigen Pflanzen in Kontakt gekommen ist, können je nach Pflanze starke Bauchschmerzen, Erbrechen und Durchfall auftreten. In schweren Fällen kann es auch zu starken Muskelschmerzen, Lähmungen und Herzrhythmusstörungen kommen. In jedem Fall sollten Sie sich bei Auftreten solcher Symptome an die nächste Giftnotrufzentrale wenden bzw. den Arzt aufsuchen.

Doch nicht nur Pflanzen, sondern auch Düngemittel und Unkrautvernichter können Kindern im Garten gefährlich werden. Sie sind auf jeden Fall verschlossen und für Kinder unzugänglich aufzubewahren. Und wenn Sie dann schon mal dabei sind, überprüfen Sie doch gleich mit, ob Gartengeräte und alles, was sonst noch im Garten Probleme machen könnte, wie ungesicherte Keller- und Lichtschächte, Ihrem Kind gefährlich werden könnten. Versichern Sie sich zudem, dass Regentonne und Gartenteich sicher abgedeckt sind.

Der Kinderwagen

Es gibt heute Kinderwagen in jeder erdenklichen Form, Farbe und Ausstattung vom Multifunktionswagen bis hin zu Kinderwagen-Kombis, die mit den Bedürfnissen Ihres Kindes wachsen, vom klassischen Kinderwagen mit Babyschale bis zum Sportwagen mit wechselbarer Fahrtrichtung. Da fällt die Entscheidung nicht leicht. Für welches Modell Sie sich dann letztlich auch entscheiden, es sollte auf jeden Fall den neuesten Sicherheitsnormen entsprechen und das TÜV-/GS-Prüfzeichen tragen. Stiftung Warentest testet übrigens regelmäßig

Kinderwagen, hier können Sie sich vor dem Kauf über aktuelle Testergebnisse informieren.

Der Kinderwagen sollte zu Ihrem Kind und zu Ihnen passen. Er sollte nicht zu klein und zu eng sein und Ihrem Kind genügend Bewegungsfreiheit lassen, ohne dass es herausfallen kann. Die Liegefläche sollte so fest sein, dass der Rücken ausreichend gestützt wird. Die Räder sollten einen möglichst großen Durchmesser haben, damit sich nicht jede Erschütterung auf das Kind überträgt und ein großer Radabstand die Kippsicherheit gewährleistet.

Die Feststellbremse sollte gut und leicht zu bedienen sein und auf mindestens zwei Räder einwirken. Das Wagengestell sollte gegen unbeabsichtigtes Zusammenklappen gesichert sein. Die verwendeten Materialien sollten schadstoffarm und leicht zu reinigen sein, das Verdeck bei Sonne, Regen, Wind und Kälte Schutz bieten.

Für Sie als Eltern sollte der Kinderwagen vor allem die richtige Höhe haben bzw. problemlos so höhenverstellbar sein, dass Sie beide den Kinderwagen fahren können, ohne

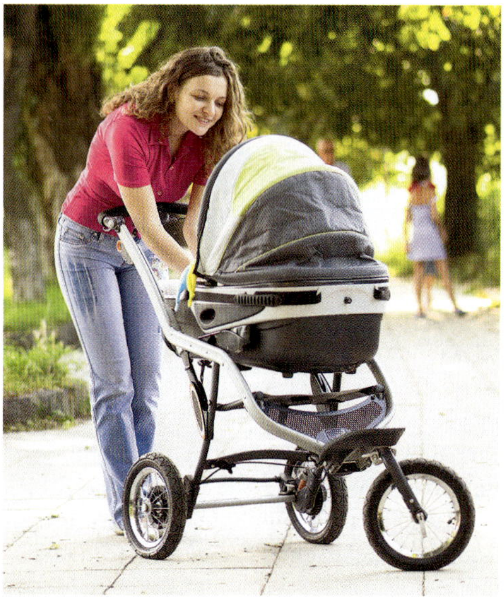

▲ Eine schwere Entscheidung: Welches Modell ist für uns das richtige?

»krumm gehen« zu müssen. Der Kinderwagen sollte zudem auch leicht sein, falls Sie ihn einige Stufen hinauf- oder hinabtragen müssen, und die richtige Größe für die Mitnahme im Auto haben. Der Klappmechanismus sollte sicher, gut und einfach zu bedienen sein.

INFO

Der richtige Gebrauch des Kinderwagens

- Lassen Sie Ihr Kind nie unbeaufsichtigt im Kinderwagen.
- Gurten Sie Ihr Kind je nach Kinderwagenmodell immer an.
- Verzichten Sie auf Spielketten über dem Kinderwagen.
- Achten Sie darauf, dass das Verdeck Ihr Kind vor der Sonne schützt.
- Stellen Sie besonders an Sonnentagen den Kinderwagen immer nur im Schatten ab.
- Bringen Sie einen Insektenschutz an, wenn Sie den Kinderwagen im Freien stehen lassen, also im Garten, auf dem Balkon oder der Terrasse.
- Transportieren Sie Einkäufe oder andere Dinge immer in einem sicheren Korb unter dem Wagen statt in einem Netz am Kinderwagenbügel, damit der Wagen nicht umkippt.
- Abnehmbare Oberteile und Tragetaschen sind als Autositze tabu.
- Waschen Sie vor dem ersten Gebrauch die Bezugsstoffe und lassen den Wagen gut auslüften.

Kinderkleidung und Kindersicherheit

Kinderkleidung soll zunächst mal bequem und pflegeleicht sein und Ihr Kind nicht einengen; denn Kinder möchten sich ungehindert bewegen können. Die Kleidung sollte außerdem aus körperfreundlichen, atmungsaktiven naturbelassenen Materialien bestehen, keine Schadstoffe enthalten und nicht oder nur schwer entflammbar sein. Je nach Jahreszeit sollte die Kleidung vor Regen, Kälte oder zu viel Sonneneinstrahlung schützen. Wenn Ihr Kind dann älter ist, sollte es auch bei schlechten Sichtverhältnissen wie Regen, Nebel und Dunkelheit gut erkennbar sein. Ziehen Sie ihm also Kleidung in leuchtenden Farben an und ergänzen Sie die Kleidung ggf. durch reflektierende Streifen oder Anhänger.

Ein Blick auf die Füße

Ebenso wichtig wie die Bekleidung sind die Schuhe. Kinderfüße wachsen vor allem in den ersten Jahren sehr schnell, sodass die Kleinen manchmal schon nach wenigen Monaten aus den Schuhen herausgewachsen sind. Falsches Schuhwerk – ob zu klein, zu groß, zu eng, zu weit – wirkt sich auf den Bewegungsablauf aus und kann der Grund sein, warum Ihr Kind permanent stolpert, ausrutscht oder hinfällt. Lassen Sie deshalb regelmäßig, etwa alle drei bis vier Monate, im Fachgeschäft die Schuhgröße und den richtigen Sitz der Schuhe überprüfen. Der kindliche Fuß ist noch so formbar, dass die Kinder oft selbst nicht merken, wenn der Schuh ein oder zwei Größen zu klein ist.

Kaufen Sie vor allem Schuhe erst dann, wenn Ihr Kind sie wirklich benötigt und lassen Sie sich beraten. Für die ersten Gehversuche kommt es vor allem darauf an, dass Ihr Kind nicht ausrutscht. »Antirutschsocken« tun es dann auch, und in den Sommermonaten geht es auch barfuß ganz gut. Wenn Sie unsicher sind, fragen Sie Ihren Kinderarzt.

Vorsicht Strangulation

Was viele nicht wissen: nach der europäischen Norm DIN EN 14682 sollten in Kinderbekleidung bis zum Alter von vierzehn Jahren generell keine Kordeln und Schnüre im Halsbereich eingearbeitet sein, da sie im Kindersitz, in Rolltreppen oder in Türen eingeklemmt werden können. Achten Sie deshalb unbedingt darauf, dass Klettverschlüsse oder Druckknöpfe als Verschluss angebracht sind und keine Bänder! Die Gefährdung ist bei Säuglingen am höchsten. Deshalb gehören Schnüre, Bänder und Schlaufen nicht ins oder ans Kinderbettchen. Bei den älteren Kindern stellen vor allem die Schlüssel mit Schlüsselanhängern eine große Gefahr dar. Achten Sie darauf, dass Ihr Kind sich den Schlüssel nicht um den Hals hängt.

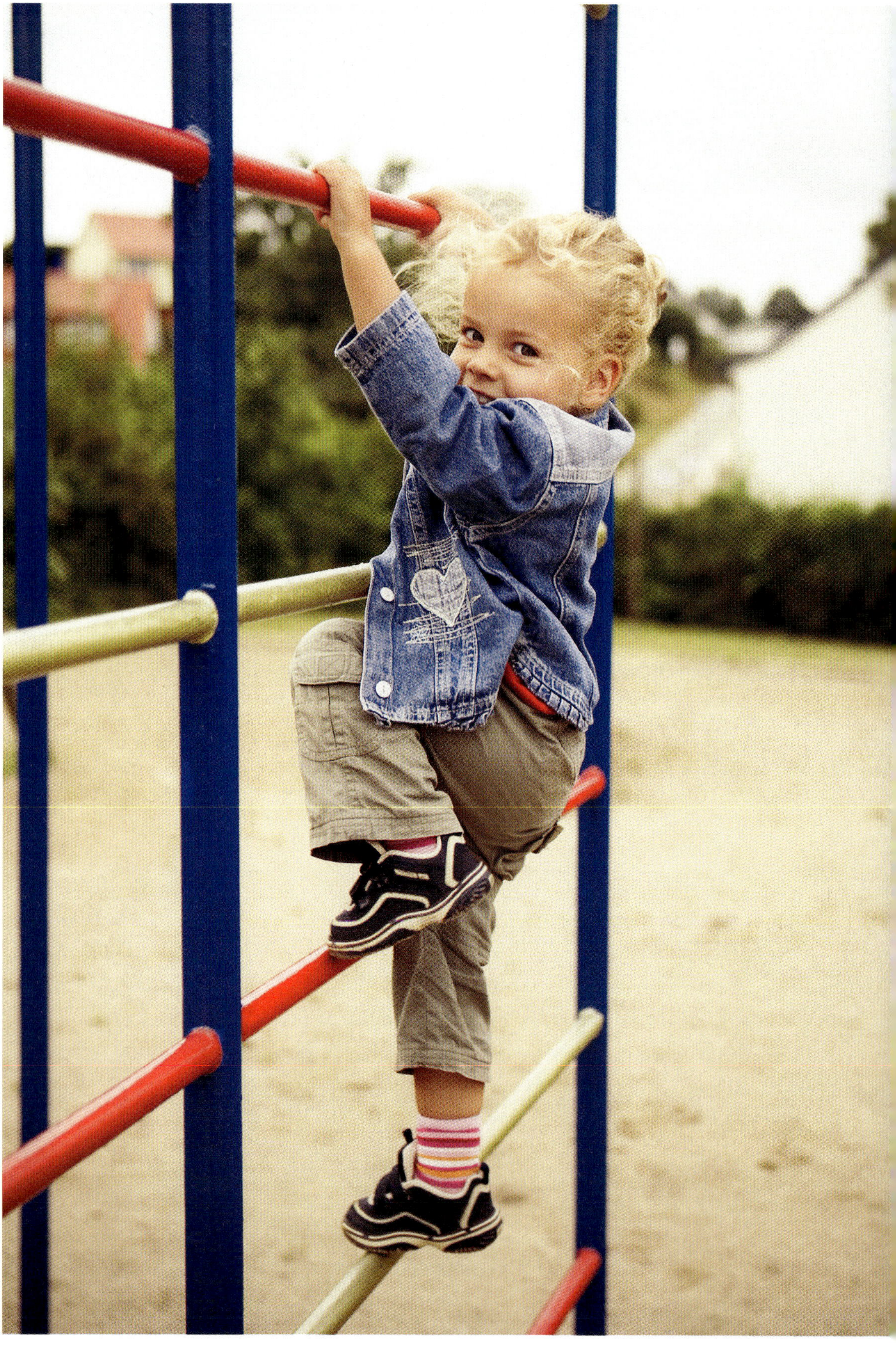

»Bei Kindern braucht man: ein Gläschen Weisheit, ein Fass Klugheit und ein Meer von Geduld.« *(Franz von Sales)*

Der Weg in die Selbstständigkeit

Zwischen dem ersten und zweiten Geburtstag geht es dann endgültig los. Jetzt heißt es laufen, rennen und die Welt entdecken! Treppen werden erobert, Stühle erklettert, Rutschbahn und Schaukel entdeckt. Da aber oft noch die Routine fehlt, fällt das Kind immer mal wieder hin, kann aber ohne Hilfe wieder aufstehen.

Willkommen auf der Teststrecke

Das »Neinsagen« hält Einzug, die Trotzphase beginnt. Ihr Kind testet jetzt Grenzen aus und reagiert auch mit Ärger und Wut, was das Zusammenleben nicht unbedingt erleichtert und gelegentlich beim Kind Blessuren hinterlässt, wenn es sich in seiner Wut an Kanten stößt oder hinfällt.

Bis es dann in den Kindergarten geht, hat Ihr Kind gelernt, Türen selbst zu öffnen und Dreirad zu fahren. Es kann dann schon auf Gerüste klettern, auf Mauern balancieren, auf einem Bein hüpfen und mit dem Ball kicken. Es hat gelernt, mit Gabel und Löffel zu essen, sich alleine auszuziehen und die Hände zu waschen. Trotz all dieser Fähigkeiten hat es aber immer noch kaum Sinn für Gefahren. Vor allem benötigt es weiterhin Aufsicht, denn der erweiterte Aktionsradius birgt Gefahren.

Ab dem Kletteralter müssen z. B. die Fenster so gesichert werden, dass das Kind sie nicht selbstständig öffnen und herausfallen kann. Der Balkon, so vorhanden, muss ebenfalls auf Risiken gecheckt werden. Sind Querstreben vorhanden, auf denen das Kind das Geländer hochklettern kann? Wie sieht es mit den Längsstäben aus? Sind sie auch eng genug zusammen, sodass ihr Kind seinen Kopf nicht durchstecken kann?

Für Sie als Eltern kommt es jetzt darauf an, die Balance zwischen Verbieten und Ermöglichen zu finden. Ihr Kind muss wissen, wann Grenzen erreicht sind und dass ein »Nein« ein »Nein« ist. Roller fahren ja, aber nicht auf der Straße; auf dem Bürgersteig auch mal allein gehen, aber nach festen Regeln. Die Herausforderungen hören nicht auf und es ist manchmal sehr schwer, dem eigenen Kind verständlich zu machen, dass bestimmte Absprachen in seinem ureigensten Interesse sind.

Viele Kinder helfen nun auch gerne bei der Hausarbeit mit und wollen die gleichen Küchengeräte wie ihre Mutter benutzen. Das ist einerseits wirklich eine Freude, gleichzeitig aber nicht unproblematisch. Denn Messer, Gabel, Schere und ähnliches sind für Kinderhände nur in Grenzen geeignet und sollten nie ohne Aufsicht zum Einsatz kommen.

Mit fünf, sechs Jahren bereitet sich Ihr Kind dann auf einen neuen Lebensabschnitt vor. Es geht in die Schule. In dieser Phase nehmen auch die Außenkontakte zu und Ihr Kind bewegt sich zunehmend nicht mehr nur mit Ihnen im Straßenverkehr. Spätestens jetzt ist die Verkehrserziehung dran.

INFO

Rechts- und Linkshänder

Kinder, die als Linkshänder auf die Welt gekommen sind, erfahren jetzt zunehmend immer mehr Handicaps. Sie leben in einer Alltagswelt für Rechtshänder und müssen bei allen Handgriffen und Tätigkeiten umdenken. Sie sind dadurch manchmal abgelenkt und weniger aufmerksam gegenüber herannahenden Gefahren. Versuchen Sie das zu berücksichtigen, aber versuchen Sie nicht, Ihr Kind auf ein Rechtshändertum umzupolen.

Ihr Kind im Straßenverkehr

Kinder sind bis ins Grundschulalter hinein oft mit dem Straßenverkehr überfordert und können erst allein vor die Haustür, wenn sie die Grundregeln im Verkehr erlernt haben. Aber Achtung, auch ältere Kinder lassen sich noch immer schnell ablenken und rennen spontan los, wenn Freunde auf der anderen Straßenseite sind und nach ihnen rufen. Sie können auch die Geschwindigkeit der herannahenden Autos nicht richtig einschätzen und denken »Wenn ich das Auto sehe, dann sieht der Fahrer mich auch!«.

Es ist für Ihr Kind sehr hilfreich, wenn Sie Regeln für das Verhalten auf der Straße festlegen und mit ihm einüben. Beginnen Sie dafür an einer weniger stark befahrenen Straße und weisen Sie Ihr Kind bewusst in die Regeln ein, bis es sie verinnerlicht hat.

Auf zwei bis vier Rädern

Dreirad, Roller, Laufrad oder Fahrrad? – Schon früh entdecken die Kinder die Vorteile von Rutschautos oder ähnlichen Fortbewegungsinstrumenten. Sie sind damit deutlich schneller, können fantastische Kunststücke vollbringen und sie sogar zweckentfremdet z.B. zum Sitzen oder Klettern nutzen.

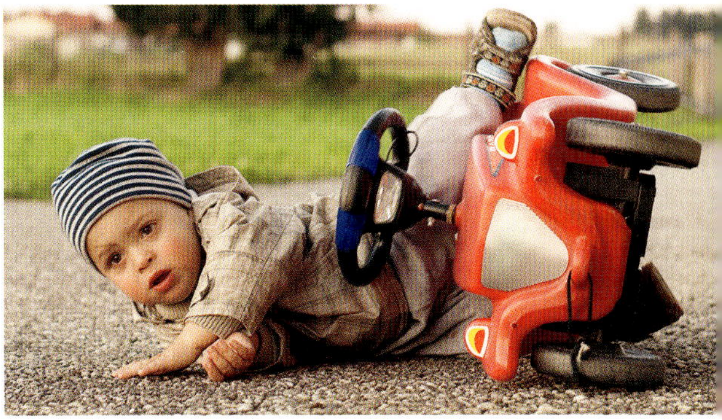

▲ Mobilität hat ihre Tücken.

Was die Kinder dabei nicht übersehen, ist das Risiko, zu stürzen und sich Blessuren zu holen. Deshalb müssen Sie Vorsorge treffen und dem Kind den richtigen Umgang mit den rollenden Geräten schmackhaft machen. Prinzip Num-

INFO

Regeln für das Verhalten im Straßenverkehr

- So weit wie möglich vom Verkehr entfernt auf dem Bürgersteig gehen, nicht an der Bordsteinkante entlang.
- Ruhig über die Straße gehen, nicht rennen.
- Beim Überqueren der Straße stets erst nach links, dann nach rechts und nochmal nach links schauen. Wenn kein Auto kommt, zügig die Straße überqueren.
- Möglichst Ampeln oder Zebrastreifen benutzen.
- Immer nur bei Grün die Straße überqueren.
- Nicht zwischen oder hinter parkenden Autos auf die Straße rennen.
- Für den Notfall den eigenen Namen und die Adresse kennen und die Telefonnummern der Eltern dabei haben.

Auch als Erwachsener sollten Sie trotz aller Eile warten, bis die Ampel den Fußgängern Grün gibt. Denken Sie dran: Sie sind nicht nur Vorbild für Ihr eigenes Kind, sondern auch für alle anderen, die Sie auf der Straße beobachten.

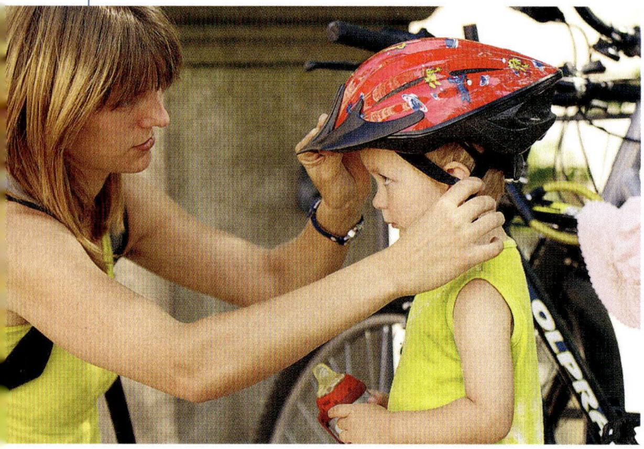

▲ Prüfen Sie regelmäßig die Passform des Helms.

mer eins: ob mit dem Fahrrad oder Roller, bis zum achten Lebensjahr nur auf dem Bürgersteig, aber rücksichtsvoll, und nur mit Helm!

Der richtige Helm

Achten Sie stets darauf, dass der Helm gut sitzt. Der Helm muss immer an die jeweilige Kopfgröße angepasst werden. Überprüfen Sie regelmäßig den Sitz. Wenn Sie nicht sicher sind, ob er noch passt, lassen Sie es im Fachgeschäft überprüfen und den neuen von einer Fachkraft anpassen. Kopfformen sind unterschiedlich und nicht jeder Helm sitzt gleich gut.

Da die Helme in Maßen verstellbar sind, können die Kinder je nach Witterung auch Mützen unter dem Helm tragen. Achten Sie darauf, dass er auch mit Mütze fest auf dem Kopf anliegt und vor allem: Tragen Sie auch selbst einen Helm beim Fahrradfahren.

Welches Fahrzeug ist geeignet?

Am Anfang der Karriere steht die Frage, ob es ein Dreirad, ein Fahrrad mit Stützrädern oder ein Roller sein soll und in welcher Größe. Grundsätzlich gilt hier, dass lieber zu lange das kleinere Teil benutzt werden sollte als zu früh das größere. Darüber hinaus besteht Übereinstimmung bei den Sicherheitsfachleuten, dass die Kinder erst das Rollerfahren beherrschen sollten, ehe sie aufs Fahrrad umsteigen. Eine echte Alternative zum Roller ist auch das Laufrad, mit dem die Kinder nach kurzem Eingewöhnen ein ziemliches Tempo entwickeln können.

Ehe Sie sich mit Ihrem Kind auf die Straße begeben, sollten Sie in einer ruhigen Straße mit ihm üben:

- Demonstrieren Sie das Anhalten am Bordstein.
- Halten Sie Ihr Kind an, die Geschwindigkeit nicht zu unterschätzen.
- Üben Sie mit Ihrem Kind das rechtzeitige und richtige Bremsen. (Ein typischer Fahrradunfall ist der Sturz über den Lenker, weil plötzlich gebremst werden muss.)
- Bringen Sie Ihrem Kind die wichtigsten Verkehrsregeln bei.

Der Kindersitz fürs Fahrrad

Kindersitze gibt es in verschiedenen Modellen und auch nach Gewichtsklassen sortiert. Die Sitze, die hinter dem Lenker angebracht werden, sind nur bis zu einem Gewicht von 15 kg zulässig. Bis 22 kg ist dann der Sitz hinter dem Fahrer belastbar. Dieser Platz ist bei den Kleinen nicht so beliebt, weil sie den Fahrer und die Fahrstrecke nicht im Blick haben und sich schnell langweilen.

Eine gute Alternative ist hier der sicherheitsgeprüfte Fahrradanhänger. Er bietet je nach Modell Platz für ein oder zwei Kinder und Gepäck, die Kleinen können sich unterwegs gut beschäftigen. Für seine Sicherheit spricht, wenn er eine zweiteilige Anhängerkupplung

Welches Gerät für welches Alter?

	Alter	Körpergröße
Laufrad	ab zweieinhalb Jahren	85 cm
Kleiner Roller	ab drei Jahren	95 cm
Großer Roller	ab vier Jahren	105 cm
Fahrrad 16 Zoll	vier bis fünf Jahre	105 cm
Fahrrad 18 Zoll	fünf bis sechs Jahre	115 cm
Fahrrad 20 Zoll	sechs bis sieben Jahre	125 cm
Fahrrad 24 Zoll	ab acht Jahre	135 cm

hat, kippsicher ist, über kindgerechte Sitze und Witterungsschutz verfügt, funktionsfähige Bremsen hat und im Straßenverkehr gut sichtbar ist. Sowohl für die Sitze wie den Hänger gilt zwingend die Helmpflicht.

Inlineskater, Rollschuhe und Skateboards

Egal, mit welchem dieser Fortbewegungsmittel die Kinder unterwegs sind, durch ihre noch eingeschränkte Wahrnehmungsfähigkeit und ihren manchmal ungeübten Gleichgewichtssinn sind sie besonders verletzungsgefährdet. Ohne die richtige Schutzausrüstung und, wenn möglich, entsprechende Trainings, sollte kein Kind auf die Straße gelassen werden.

Schützen Sie Ihr Kind:

- Unentbehrlich ist ein gut sitzender Helm, denn er bietet beim Fallen den einzigen Schutz für den Kopf. Es gibt zwar spezielle Skater-Helme, es können aber auch runde Fahrradhelme verwendet werden.
- Wichtig ist ein Zahnschutz aus weichem Kunststoff.
- Sehr zu empfehlen sind Knie- und Ellenbogenschoner mit einer Kappe aus Hartplastik, einem Polster aus Schaumstoff, einem Strumpf und zwei Klettverschlüssen, die perfekt sitzen, ohne abzuschnüren.
- Handgelenkschoner schützen das Gelenk bei Stürzen.
- Reflektoren/Reflexstreifen auf der Kleidung oder Blinklichter, die die Kinder auch bei schlechten Lichtverhältnissen gut sichtbar hervorheben, geben zusätzliche Sicherheit.

Unterwegs mit dem Auto

Die sichere Mitnahme von Kindern ob im eigenen Auto, in dem der Großeltern oder auch im Leihwagen ist über die Straßenverkehrsordnung geregelt. Laut dieser Ordnung dürfen Kinder bis zum vollendeten zwölften Lebensjahr, die kleiner als 150 Zentimeter sind, nur in geeigneten und amtlich genehmigten Rückhaltesystemen im Auto mitgenommen werden.

Es gibt zwischenzeitlich – je nach Alter des Kindes – Kinder-Rückhaltesysteme in vielen Modellen und Ausführungen. Geeignet sind aber nur solche Rückhaltesysteme, die

Einteilung der Rückhaltesysteme nach Gewicht

Gruppe	Gewicht	Alter
Gruppe 0	0–10 kg	bis ca. 9 Monate
Gruppe 0+	0–13 kg	bis ca. 18 Monate
Gruppe I	9–18 kg	9 Monate bis ca. 4 Jahre
Gruppe II	15–25 kg	4 bis 7 Jahre
Gruppe III	22–36 kg	7 bis 12 Jahre

- der Prüfnorm ECE 44/03 oder 44/04 entsprechen und für das Fahrzeug zugelassen sind,
- auf dem genutzten Sitzplatz verwendet werden können und dem Gewicht und der Größe des Kindes entsprechen.

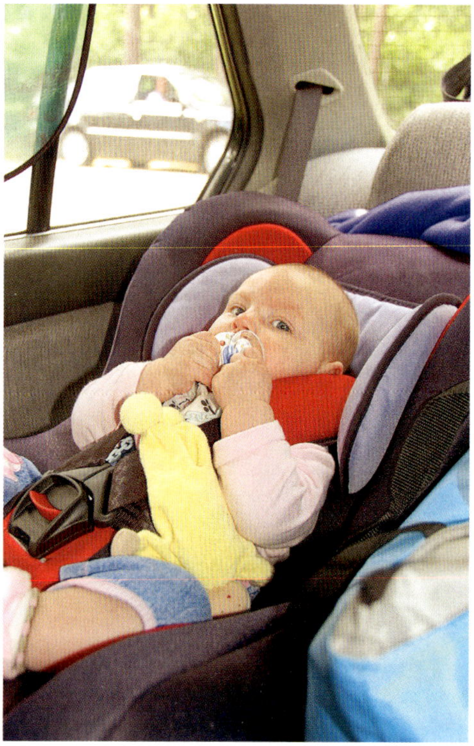

▲ In einem solchen Kindersitz ist Ihr Kind gut aufgehoben.

Ältere Kindersitze, die noch nach der Prüfnummer 02 oder gar 01 zugelassen sind, dürfen seit 8. April 2008 nicht mehr verwendet werden.

Rückhaltesysteme für Kinder werden in Gruppen eingeteilt. Welche Gruppe auf Ihr Kind zutrifft, richtet sich ausschließlich nach seinem Körpergewicht, da die Altersangaben nur Durchschnittswerte wiedergeben (siehe Tabelle oben).

Bei der Auswahl des richtigen Systems sollten Sie auf die Ergebnisse von Testuntersuchungen und den Rat von Verbraucherzentralen zurückgreifen; denn auch unter den zugelassenen Modellen gibt es große Unterschiede, was Qualität, Sicherheit und Handhabung anbelangt.

Nehmen Sie Ihr Kind beim Kauf des Kindersitzes möglichst zum »Probesitzen« mit und testen Sie auch, ob das System sich problemlos in Ihren Wagen einbauen lässt und auch die Großeltern oder der Babysitter damit zurechtkommen; denn auch die Montage und Benutzung im jeweiligen Fahrzeug sind manchmal gar nicht so einfach. Wenn Sie dann mit Ihrem Kind im Auto unterwegs sind, achten Sie bitte auf Folgendes:

- Positionieren Sie die Babyschale hinten rechts und nicht auf dem Beifahrersitz, es sei denn, Sie können in Ihrem Auto den Beifahrerairbag deaktivieren.

- Die Babyschale nur mit Blick auf die Rückenlehne des Sitzes fixieren.
- Lassen Sie Ihren Säugling nicht zu lange in der Babyschale liegen. Das belastet unnötig die Wirbelsäule.
- Lassen Sie Ihr Kind, egal wie alt, nicht allein im Auto.
- Blockieren Sie die Tür – wenn möglich auch die Fenster – mittels Kindersicherung, damit Ihr Kind nicht plötzlich während der Fahrt die Tür oder das Fenster öffnen kann.

Mit Sicherheit hinaus in die Welt

Der Aufenthalt im Freien, ob im eigenen Garten, am Wasser oder auf dem Spielplatz, ist für Kinder immer wieder ein Erlebnis. Sie lieben es, sich zu bewegen und zu planschen, in der Erde oder im Sand zu buddeln, aus Matsch Figuren zu formen, über Hindernisse zu klettern und zu schaukeln und zu wippen. Doch das ist nicht immer so ganz ungefährlich. Auch Tiere, – große und kleine, eigene oder fremde – üben auf Kinder eine eigene Faszination aus.

Der kindersichere Spielplatz

Für den eigenen Garten wie für den Spielplatz gilt: Ihr Kind braucht verbindliche Verhaltensregeln und je nach Alter und Ort auch Ihre Aufsicht und Ihre Absicherung. Überprüfen Sie, ob der Spielplatz sicher ist, weisen Sie Ihr Kind auf mögliche Gefahren hin und zeigen Sie ihm vor allem, wie es sie umgehen kann. Erklären Sie ihm: nicht in die schwingende Schaukel laufen, beim Erklettern der Rutsche mit beiden Händen festhalten, immer nur ein Kind nach dem anderen, usw. Wenn Sie Spielgeräte im eigenen Garten aufbauen wollen, achten Sie darauf, dass Sie Geräte kaufen, die das GS-Zeichen tragen.

Obwohl sich die Städte und Gemeinden um sichere, kindgerechte Spielplätze bemühen, gibt es immer wieder Kinderspielplätze mit defekten, verrosteten und gefährlichen Spielgeräten. Auch wenn es Zeit kostet, machen Sie sich die Mühe, schauen sich die Spielplätze der Umgebung an und wenden sich bei Mängeln an das zuständige Gartenbauamt.

INFO

Einige Tipps für den Spielplatz-Check:

- Die Ausstattung des Spielplatzes ist altersgerecht.
- Der Spielplatz ist eingezäunt, sodass die Kinder nicht ohne Weiteres auf die Straße laufen können.
- Die Geräte sind in einem gut gepflegten Zustand (z. B. keine Roststellen).
- Die Geräte sind sicher verankert.
- Unter Schaukel, Rutsche, Klettergerüst ist ein guter Fallschutz vorhanden (z. B. Fallschutzmatten).
- Der Sand ist sauber und frei von Glasscherben und Unrat.
- Die umgebende Gartenanlage ist gepflegt.

Wasser – Wer schwimmen kann, ist klar im Vorteil

Die meisten Kinder fühlen sich von Wasser angezogen. Doch Wasser birgt viele Gefahren. Vor allem kleine Kinder und Nichtschwimmer sind besonders gefährdet. Deshalb sollten Sie Ihr Kind so früh wie möglich mit dem Wasser vertraut machen und es Schwimmen lernen lassen. Kinder, die nicht schwimmen können, besonders solche im Vorschulalter, darf man praktisch keine Sekunde aus den Augen lassen, wenn Wasser in der Nähe ist.

Kinder haben einen anderen Körperschwerpunkt und ertrinken dadurch leichter. Sie ertrinken meist lautlos und sinken wie ein Stein auf den Boden, ohne noch einmal für einen kurzen Moment aufzutauchen. Wenn ein Säugling oder ein Kleinkind in der gefüllten Badewanne ausrutscht und mit dem Kopf unter Wasser gerät, verliert es die Orientierung, kann sich nicht retten und bleibt unter Wasser liegen. Bis zum Alter von etwa 15 Monaten kann ein Kleinkind in Wassertiefen von zehn Zentimetern ertrinken, wenn es mit dem Gesicht hineinfällt, also auch in Planschbecken und Eimer. Das heißt: Hier sind Sie als Eltern maximal gefordert.

Das Planschbecken Aufblasbare Planschbecken bereiten Kindern großen Spaß und ziehen oft auch Freunde aus der Nachbarschaft an. Eine Handbreit Wasser reicht hier völlig aus. Tauschen Sie bei Bedarf das Wasser lieber am Tag mehrfach aus und lassen Sie die Kinder beim Planschen nie unbeaufsichtigt. Entleeren Sie auf jeden Fall nach dem Baden alle Wannen, Bottiche und Eimer.

Gartenteich und Regentonne Im eigenen Garten sollten Gartenteich, Schwimmbecken, Regentonne und andere Wasserbehälter immer gut gesichert sein. Sichern Sie Gartenteich und Schwimmbecken im Garten am besten ringsum mit einem festen Zaun und einem verschließbaren Zugang und achten Sie darauf, dass Ihre Regentonne einen festen Deckel hat.

Denken Sie daran: Auch in fremden Gärten und auf Nachbargrundstücken oder bei Freunden und Verwandten können offene Wasserstellen zur Gefahr werden. Sichern Sie deshalb die Zugänge zu Nachbargrundstücken so, dass Ihr Kind sie nicht alleine passieren kann, und lassen Sie auch hier Ihr Kind niemals unbeaufsichtigt.

Uferböschungen Steil abfallende Böschungen an Flussufern und Seen, Kaimauern, Bootsstege und festgemachte Kähne oder Boote sind besonders gefährliche »Spielplätze«. Verbieten Sie Ihrem Kind, sich dort ohne Erwachsene aufzuhalten und zusammen mit anderen Kindern die Gegend zu erkunden.

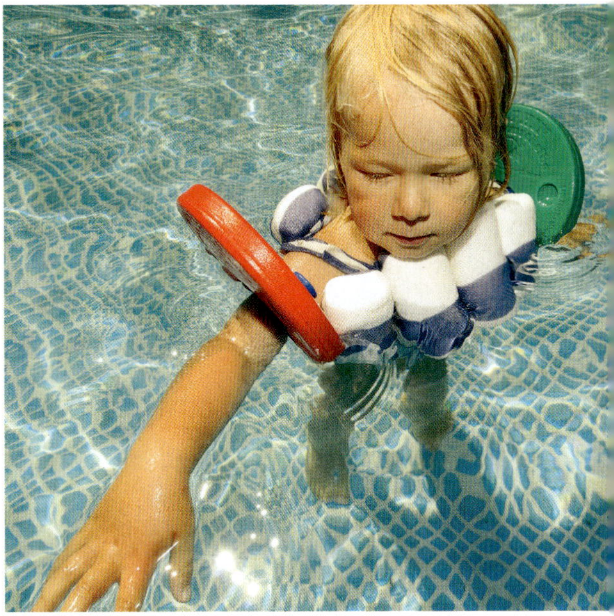

▲ Verlassen Sie sich nicht auf die Schwimmhilfen.

Schwimmhilfen Im Sommer sieht man an jedem Strand aufblasbare Schwimmtiere, Ringe und Luftmatratzen. Dabei ist nichts gefährlicher als diese sogenannten »Schwimm-Hilfen«. Wenn schwimm-unerfahrene Kinder solche Hilfen im tiefen Wasser verlieren, sind sie meistens verloren und ertrinken. Kinder sollten deshalb nur mit Schwimmflügeln mit je zwei Luftkammern und nur unter Aufsicht ins Wasser gehen.

Begegnungen mit Tieren

Ob Hund, Katze, Elefant, Giraffe, Pinguin, Eisbär oder Erdhörnchen, Tiere ziehen Kinder durch ihre Andersartigkeit an und viele Märchen und moderne Kinderbücher greifen für ihre Helden auf Tiere zurück. Da ist es nur allzu verständlich, dass viele Kinder von einem eigenen Tier träumen.

Der größte Wunsch: ein eigenes Tier

Haustiere sind bei vielen Kindern beliebte Gefährten. Vor allem schüchterne Kinder profitieren vom Zusammenleben mit Tieren. Vor der Anschaffung eines Tiers sollten Sie allerdings Folgendes klären: welches Tier das richtige ist, ob und wo es in der Wohnung mit leben kann, wer es versorgt und mit ihm zum Tierarzt geht. Versuchen Sie dann ein Tier zu finden, das einen guten Charakter hat, in die Familie passt und das Kind nicht gefährdet.

Je nach Tier kann das Einleben in die Familie unterschiedlich lange Zeit in Anspruch nehmen. Jeder ist dann glücklich, wenn sich endlich alles eingespielt hat, Kind und Tier sich gut vertragen und der Alltag sich wieder normalisiert.

Doch auch wenn Tier und Kind sich gut vertragen, sollten Sie als Eltern darauf achten, Ihr Kind mit einem Tier nicht allein zu lassen; denn bei aller Vertrautheit können Situationen entstehen, in denen ein Tier plötzlich beißt, kratzt oder tritt. Wichtig ist, dass Sie Ihrem Kind beibringen, dass ein Tier kein Spielzeug, sondern ein Geschöpf mit einem eigenen Willen ist, das Zuwendung und Fürsorge braucht.

Ein eigener Hund

In vielen Fällen fällt die Entscheidung für ein Tier immer noch zugunsten eines Hundes aus. Wenn Sie einen Hund anschaffen wollen, sollten Sie sich aber über die verschiedenen Rassen informieren und schauen, welche Rasse sich am besten für Ihre Familie eignet.

INFO

Was erklären Sie Ihrem Kind:

- Tue nichts, was der Hund als Bedrohung auffassen könnte.
- Reiße den Hund nicht am Fell und ziehe ihn nicht an den Ohren.
- Zieh den Hund nicht am Schwanz.
- Stör den Hund niemals beim Fressen oder Schlafen.
- Halte immer Abstand zu seinen Zähnen.
- Schaue den Hund an, aber niemals direkt in die Augen.
- Lauf nie vor einem Hund davon.
- Spiel nur mit einem Hund, wenn ein Erwachsener in der Nähe ist.

Dann sollten Sie dem Tier einen festen Platz zuweisen und ihm auch eigene Zeit einräumen – nicht nur für das morgendliche und abendliche »Gassigehen«. Auch der Tierarzt sollte einbezogen werden, der für die notwendigen Impfungen sorgt und prüft, ob das Tier Krankheiten hat, die dem Kind schaden könnten.

Geben Sie Ihrem Kind feste Regeln zum Umgang mit dem Hund an die Hand und üben sie deren Einhalten ganz konkret mit Ihrem Kind ein. Betonen Sie dabei, dass jeder Hund anders ist, und dass deshalb auch mit fremden Hunden Vorsicht geboten ist. Denken Sie daran: Tiere brauchen die Möglichkeit, sich zurückziehen zu können, daher sollte z. B. der Hundekorb für Kinder absolut tabu sein. Auch Kinder brauchen Grenzen.

Vorsicht bei fremden Hunden

Häufig ereignen sich Unfälle mit Hunden fremder Besitzer. Hier einige ergänzende Regeln, die man einem Kind nahe bringen sollte:

- Gehe nur auf einen fremden Hund zu, wenn der Besitzer es erlaubt.
- Halte Dich von einem Muttertier fern, wenn es Junge geworfen hat!
- Dringe nicht in fremdes Revier ein. Stall, Käfig oder Korb, aber oft auch die Wohnung wird von den Tieren als eigenes »Revier« betrachtet. Ein Eindringen in diesen Bereich kann zu einem gefährlichen Verhalten des Tieres führen.
- Nähere Dich einem Tier niemals von hinten!

Bei Tierbissen sollten Sie grundsätzlich Rücksprache mit einem Arzt halten, nicht nur wegen des Ausschlusses von Tollwut. Hundebisse sind im Allgemeinen Quetschverletzungen, die mehrere Gewebeschichten betreffen, nicht immer gut heilen und einer besonderen medizinischen Versorgung bedürfen. Gegebenenfalls muss die Tetanusimpfung erneuert werden. Denken Sie also daran, möglichst das Impfheft Ihres Kindes mit zum Arzt zu nehmen.

Lästige Insekten

Kaum ist die kalte Jahreszeit vorbei, sind nicht nur die Kinder, sondern alle möglichen Insekten – Bienen, Mücken, Wespen – unterwegs. Da sind »Zusammenstöße« von Kindern mit Insekten vorprogrammiert. Insektenstiche sind in der Regel zwar unangenehm, aber harmlos. In der Regel schwillt die Haut um die Einstichstelle an, wird rot und juckt. Reagiert das Kind allerdings allergisch, kann es zu dramatischen Verläufen bis hin zum Kreislaufkollaps kommen.

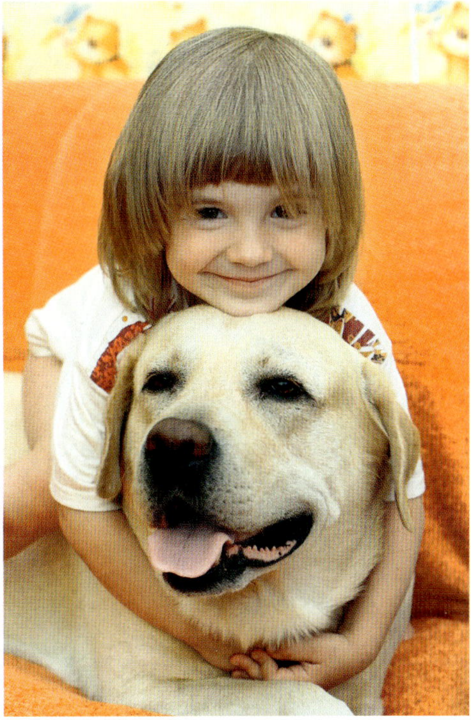

▲ Für viele Kinder der größte Traum: ein eigener Hund.

Egal ob Ihr Kind heftiger oder weniger heftig reagiert, schützen Sie es vor Insektenstichen. Lassen Sie es nicht barfuß über blühende Wiesen oder Rasenflächen laufen. Vermeiden Sie, dass süße Getränke, Kekse oder auch Eis offen im Freien stehen und die Insekten anlocken. Lassen Sie Ihr Kind zum Trinken einen Strohhalm benutzen. Vermeiden Sie bei bekannten Allergien möglichst Mahlzeiten im Freien, wenn gerade große Schwärme an Bienen oder Wespen unterwegs sind, und verwenden Sie großzügig Moskitonetze, besonders, wenn Sie Säuglinge im Freien schlafen lassen. Moskitonetze über dem Kinderbett sind übrigens eine gute Alternative gegenüber allen auf der Haut aufzutragenden Sprays wie Autan, die der Mückenabwehr dienen sollen.

Achtung: Wenn bei Ihrem Kind Insektenallergien bekannt sind, sollten Sie beim Spielen im Freien, beim Sport oder im Urlaub stets eine vom Kinderarzt verordnete Notfallmedikation bereithalten.

Mit Kindern in den Urlaub

Urlaubsreisen sollen der ganzen Familie die Möglichkeit geben, zu entspannen und sich auszuruhen. Das ist mit Kindern nicht immer ganz einfach zu bewerkstelligen. Reisen mit Kindern sind eine eigene Herausforderung. In den ersten Lebensjahren bevorzugen die meisten Kinder die ihnen vertraute häusliche Umgebung und benötigen von daher oft etwas Zeit, um sich in der neuen Umgebung einzugewöhnen. Das kann für Sie als Eltern reichlich anstrengend werden; denn die Eingewöhnung ist nicht selten mit Schlafstörungen verbunden.

Wohin soll es gehen?

Der Urlaub beginnt mit der Wahl des Urlaubsziels. Deshalb sollte der erste »Sicherheits-Check« schon bei der Auswahl des Ferienziels erfolgen:

- Ist die Umgebung für Kinder geeignet?
- Wie sind die Lebens- und Ernährungsgewohnheiten vor Ort?
- Wie sieht es mit den hygienischen Verhältnissen aus? Hat das Wasser vor Ort Trinkqualität?
- Wie sind die klimatischen Verhältnisse?
- Wie sieht es mit der medizinischen Versorgung vor Ort aus?
- Haben Sie einen Auslandskrankenschutz und eine Rückholversicherung?
- Was muss bei der Anreise berücksichtigt werden?
- Was sagt Ihr Kinderarzt: Ist Ihr Kind flugtauglich? Sind Impfungen vorzunehmen? Ist Malariaprophylaxe erforderlich?

Je nachdem, wie die Antworten ausfallen, sollten Sie ein anderes Ferienziel ansteuern, denn Malaria, Durchfall und Erbrechen gefährden Kinder z. B. schneller und gravierender als Erwachsene; von daher sollten Sie Reisen in Malariagebiete und auch Abenteuer- und Trekkingreisen mit Kleinkindern vermeiden.

Gerade bei den jüngeren Kindern bieten sich Ferienziele an, die über eine kürzere Anreise zu erreichen sind und die vor Ort eine kind-

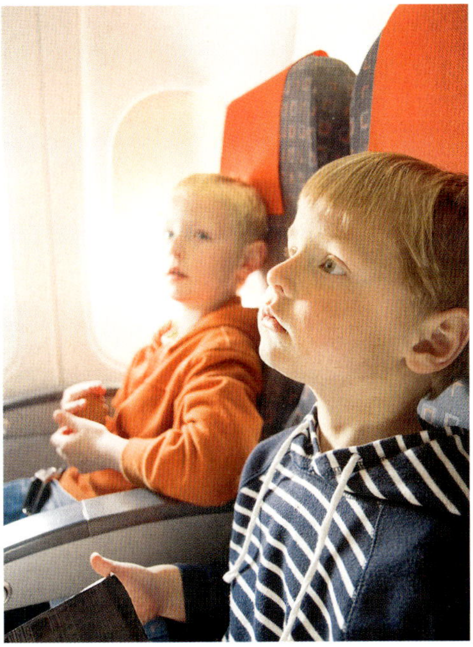

▲ Wenn Sie mit dem Flugzeug in den Urlaub fliegen, sollten Sie Ihrem Kind zeigen, wie es im Ohr einen Druckausgleich (Mund und Nase schließen und schlucken) durchführt.

gerechte Umgebung und das gewohnte Essen bieten. Kleine Kinder lieben Sandstrände und können stundenlang im Sand spielen. Aber auch Ferien auf dem Bauernhof oder bei den Großeltern sind bei Kindern beliebte Reiseziele. Besichtigungstouren von Schloss zu Schloss, Museum zu Museum eignen sich erst für ältere Kinder. Exotische Ziele verlangen auch wegen der notwendigen Impfungen einen längeren Vorlauf in der Reiseplanung und sind nicht wirklich für den Familienurlaub mit jüngeren Kindern geeignet.

Gute Fahrt

Damit nicht schon die Anreise zur Katastrophe wird, sollten Sie bei der Anreise mit dem Auto zeitversetzt zum Reisestrom starten und in regelmäßigen Abständen Pausen einplanen, damit Ihr Kind Gelegenheit hat sich zu bewegen und Sie selbst entspannen können. Verschiedene Raststätten bieten auch Spielplätze an, auf denen sich die Kleinen austoben können. Achten Sie darauf, Ihr Kind nicht aus seinem Rhythmus zu bringen. Gerade bei Säuglingen und Kleinkindern ist es ratsam, die Fahrt ihren Ess- und Schlafgewohnheiten anzupassen.

Nehmen Sie leicht verdauliche und gut verträgliche Nahrungsmittel, ausreichend Getränke und geeignetes Spielzeug mit ins Auto, damit die Zeit nicht lang wird und Ihr Kind versorgt werden kann. Auch an das Lieblingskuscheltier sollten Sie denken.

Einzelkinder sollten im Auto nicht sich selbst überlassen werden. Setzen Sie sich zu Ihrem Kind, unterhalten Sie sich mit ihm oder spielen mit ihm. Bei älteren Kindern an Walkman®/Discman® und Kassetten/CDs denken. Das hilft über lange Strecken. Sorgen Sie außerdem immer für Schatten. Die neuen Automodelle haben oft im hinteren Teil schon getönte Scheiben, ansonsten besorgen Sie sich Sonnenblenden für die Autofenster.

Auf jeden Fall sollten Sie für mögliche Reisekrankheiten eine Spuckschüssel mit Deckel, Feuchttücher, Wäsche zum Wechseln und etwas Natronpulver bereithalten, das den Geruch von Erbrochenem z. B. auf den Polstern neutralisieren hilft. Weisen Sie prophylaktisch Ihrem Kind einen Sitz zu, der der Reisekrankheit vorbeugen hilft. Der beste Platz zur Vermeidung von Reisekrankheiten ist im Auto oder Bus jeweils vorne, auf dem Schiff im Mittelteil und im Flugzeug in der Höhe der Tragflächen.

Herausforderungen, Stolpersteine und Gefahren am Urlaubsort

Am Urlaubsort angekommen sollten Sie bedenken, dass Kinder Zeit brauchen, um sich an das neue Klima zu gewöhnen. Deshalb unternehmen Sie in den ersten Tagen am besten nur kleinere Ausflüge und lassen dem Körper Zeit sich einzugewöhnen. Bei Urlaub am Strand sollten Sie die Mittagssonne meiden und Ihr Kind durch entsprechende Kleidung und Sonnenschutzmittel schützen. Die Cremes sollten frei von Konservierungsstoffen und Emulgatoren sein, die Allergien auslösen können. Am besten bleiben die Kinder im Schatten eines

Windsegels oder unter dem Sonnenschirm und werden vor allem mit ausreichend Flüssigkeit versorgt.

Wenn Ihr Kind aus irgendwelchen Gründen regelmäßig Medikamente benötigt, dann sollten Sie sicherstellen, dass Sie ausreichend davon in Ihrer Reiseapotheke haben. Nicht selten sind die gewohnten Medikamente in fremden Apotheken nicht so ohne Weiteres zu bekommen. Bei Reisen in exotische Länder ist es ratsam, auch einige Einmalkanülen und Einmalspritzen mitzunehmen. Lassen Sie sich dazu von Ihrem Hausarzt bzw. Ihrem Kinderarzt beraten. Und: Nehmen Sie auf alle Fälle eine Kopie vom Impfausweis Ihres Kindes mit.

Reisedurchfall

Eine der häufigsten »Ferien-Erkrankungen« ist der Reisedurchfall. Das hat unter anderem mit der Ernährung am Urlaubsort, mit anderen klimatischen Verhältnissen und auch mit dem möglicherweise anderen Keimspektrum am Urlaubsort zu tun, auf das unser Körper mit seiner Abwehrlage nicht eingestellt ist. Wenn Ihr Kind daran erkrankt, suchen Sie unbedingt einen Arzt auf.

Damit aber Durchfall Ihren Urlaub erst gar nicht »vermiesen« kann, sollten Sie auf Folgendes für Ihr Kind und auch für sich achten:

- Trinken Sie nur abgekochtes Wasser bzw. Mineralwasser und industriell hergestellte Säfte aus Flaschen oder Dosen.
- Verzichten Sie auf Eiswürfel und Speiseeis.
- Essen Sie nur frisch zubereitete Speisen, die gekocht oder gut durchgebraten sind und heiß serviert werden.
- Vermeiden Sie rohes oder halb gares Fleisch, sowie Meeresfrüchte, Buttercreme und alle Speisen mit Mayonnaise.
- Essen Sie nur Obst und Gemüse, das Sie selbst (mit sauberen Händen!) geschält haben.

Eine alte Globetrotterregel fasst das so zusammen: »Boil it, peel it or leave it.« (Koch es, schäl es, oder lass die Finger davon.)

Badeurlaub

Lange ersehnt und nun geht's rein ins kühle Nass. Doch nicht ohne einige wenige Regeln zu beachten: Lassen Sie sich und Ihrem Kind Zeit, sich an die neue Umgebung zu gewöhnen und stürzen sich nicht gleich am ersten Tag in die Fluten. Baden Sie nur an Stellen, die dafür ausgewiesen sind und die unter Badeaufsicht stehen. Gehen Sie niemals direkt nach dem

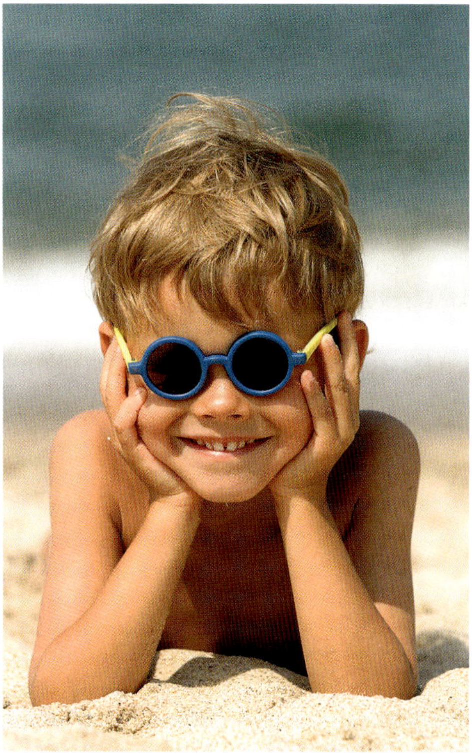

▲ Bei Sonnenschutz auch an die Augen denken.

Essen schwimmen. Duschen Sie Ihr Kind nach dem Schwimmen gründlich ab und denken Sie daran, regelmäßig nach jedem Bad den Sonnenschutz zu erneuern, damit Ihr Kind nicht »verbrennt«. Wechseln Sie auch die Badehose sofort, wenn das Kind aus dem Wasser kommt, um Blaseninfektionen vorzubeugen. Vermeiden Sie Strandbesuche während der Mittagszeit.

Urlaub in den Bergen

Auch wenn manche Eltern ihre Kinder schon früh in der Kraxe mit auf den Berg nehmen, bietet sich Urlaub in den Bergen mit Bergwanderungen erst bei etwas älteren Kindern an. Je nach Landschaft braucht es schon mehr Ausdauer beim Laufen und auch Disziplin; denn in den Bergen kann Fehlverhalten leicht zu Unfällen führen.

Auch hier gilt wie beim Badeurlaub, langsames Eingewöhnen und keine Gewaltmärsche in den ersten Tagen. Bei der Planung der Tagesziele sollten Sie stets den Rückweg im Auge behalten, der im Gebirge sehr kräftezehrend ausfallen kann. Denken Sie auch daran, stets ausreichendes Sicherungsmaterial wie Seile dabei zu haben, um Ihr Kind in schwierigem Gelände zu sichern.

Da in den Bergen das Wetter schnell umschlagen kann, gehört zu dieser Art Urlaub stets ein Rucksack mit Kleidung für schlechtes Wetter, ausreichend Essen und Getränke, Sonnencreme, eine Taschenlampe und ein kleines Erste-Hilfe-Paket mit Pflaster und Mullbinden für alle Fälle.

Kindergarten und Schule

Schnell sind die ersten drei Jahre vergangen und Ihr Kind kommt schon in den Kindergarten. Drei Jahre lang haben Sie Ihr Kind nahezu nie aus den Augen gelassen und es möglichst vor allen Gefahren beschützt. Doch jetzt müssen Sie und Ihr Kind lernen, einige Stunden getrennt zu verbringen. Und schneller als Sie denken, basteln Sie eine Schultüte und begleiten Ihr Kind am ersten Schultag stolz in die Schule.

Ihr Kind im Kindergarten

Ihr Kind ist endlich im Kindergarten angekommen und freut sich über die neuen Freunde, Spielangebote und Herausforderungen. Es ist so aufgeregt und hat so viel Neues zu verarbeiten, dass es in den ersten Wochen vielleicht schlecht schläft, weniger isst und Sie am Nachmittag nach dem Kindergarten mit vermeintlich schlechter Laune überrascht. Doch das geht vorüber. Je mehr der Kindergarten für Ihr Kind zur Routine wird, desto entspannter erlebt Ihr Kind die Tage und desto besser wird auch die Laune am Nachmittag. Jetzt gibt es meist auch erste Einladungen zu Kindergeburtstagen und Namenstagsfesten und den Wunsch Ihres Kindes, den Nachmittag bei Freunden zu verbringen. Es ist ein Umbruch, der eine neue Phase einleitet, an die auch Sie sich erst mal gewöhnen müssen.

Das, was für Sie vielleicht nie richtig zur Gewohnheit werden wird, sind die häufiger auftretenden Infekte und die damit verbundenen Krankheitsphasen. Ihr Kind bewegt sich jetzt in einem neuen Umfeld, trifft auf neue Krankheitskeime und gibt seinem Immunsystem reichlich zu tun.

Die Schule

Es ist so weit. Jetzt beginnt »der Ernst des Lebens«, Ihr Kind kommt in die Schule. Das ist wirklich ein neuer Lebensabschnitt. In dieser Phase nehmen die Außenkontakte nochmals zu und Ihr Kind bewegt sich zunehmend nicht mehr nur mit Ihnen im Straßenverkehr.

Damit Sie ganz entspannt auf dieses Ereignis zugehen können, sollten Sie mit Ihrem Kind den Schulweg im Vorfeld üben, damit es sicher weiß, welchen Weg es nehmen soll, wo es welche Ampel überqueren und an welcher Ecke es besonders aufmerksam den Verkehr beobachten soll. Falls es mit dem Schulbus unterwegs ist, sollten Sie mit ihm das richtige Verhalten bei Busfahrten üben – möglichst hinsetzen; wenn kein Platz vorhanden ist, einen sicheren Standplatz suchen und festhalten; nicht vor oder hinter dem Bus einfach über die Straße laufen, etc.

Erklären Sie Ihrem Kind, wen es im Notfall wo erreichen kann und überprüfen Sie seinen Ranzen. Die meisten Schulen geben heute im

Vorfeld Listen an die Eltern weiter, auf denen genau beschrieben ist, welches Arbeitsmaterial die Kinder benötigen. Vielfach wird auch schon auf schadstoffarme Stifte Wert gelegt, wenn nicht, tun Sie es freiwillig für Ihr Kind. Doch ehe der Ranzen zum ersten Mal gefüllt wird, sollten Sie sich zunächst beim Kauf im Fachgeschäft beraten lassen und vor allem das Leergewicht des Ranzens überprüfen. Ranzen ist nicht gleich Ranzen.

Stiftung Warentest hat die Erwartungen an einen Ranzen definiert: Schick soll der Ranzen sein, praktisch, kindgerecht und weithin sichtbar: morgens, abends und am Tag. Doch gerade bei Sichtbarkeit durch Leuchtfarben und Reflektoren fallen die meisten Ranzen beim Test durch. Seien Sie also auch hier besonders kritisch und verfolgen Sie die aktuellen Testberichte.

Wenn Ihr Kind dann täglich zur Schule geht, sollten Sie das Gewicht des Ranzens im Blick behalten. Manche Kinder haben das Gefühl, sie müssten stets alles dabei haben, ob sie es brauchen oder nicht. Andere trauen sich trotz Aufforderung seitens der Lehrerin nicht, Dinge unter ihrem Pult in der Schule zu lassen. Und manchmal ist aber auch den Lehrkräften nicht klar, wie viel Gewicht die Kinder jeden Morgen mit auf den Weg nehmen. Hier hilft nur ein offenes Gespräch.

Neben den Schulutensilien gehören auch ein oder zwei gesunde Pausenbrote in den Ranzen. Viele Schulen arbeiten zwar mittlerweile als Ganztagseinrichtung, in der die Kinder mittags versorgt werden. Doch die Zeit vom Frühstück bis zum Mittagessen ist für viele Kinder zu lang. Sie benötigen ein gesundes Frühstück für zwischendurch, damit der Körper nicht unterzuckert und die Konzentration dadurch nicht verloren geht. Geben Sie Ihrem Kind frisches Obst mit in die Schule.

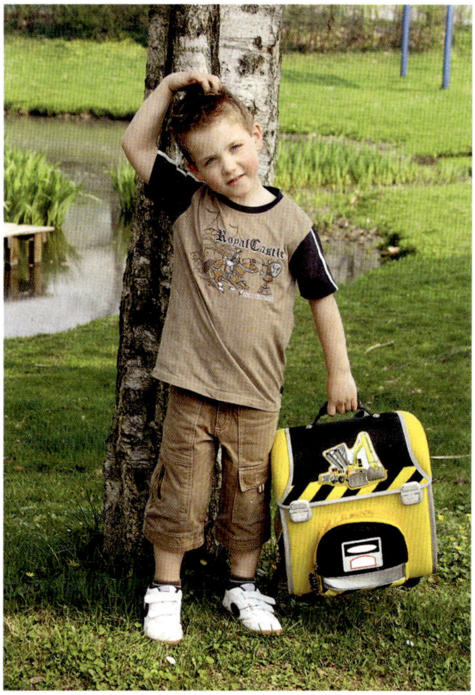

▲ Der Ranzen sollte nicht zu schwer sein.

Lästige Winzlinge: Kopfläuse

Kaum zu vermeiden ist in Kindergarten und Schule eine Begegnung mit Kopfläusen. Die Ansteckung mit Kopfläusen ist keine Frage von Hygiene. Sie gelangen von einem Kind zum anderen, wenn sich z. B. die Kopfhaare berühren. Auch ausgeliehene Kämme, Mützen, Hüte und Schals können Läuse »mitbringen«. An Garderoben, wo Kleidungsstücke eng beieinander hängen, kann sich eine Kopflaus bequem von einem Kleidungsstück zum nächsten begeben. Deshalb sind in Schulen und Kindergärten oft ganze Gruppen betroffen.

Durch diese Art der Übertragung haben Läuse es leicht, sich zu verbreiten. Wenn Sie bei Ihrem Kind einen Läusebefall feststellen, sollten sie deshalb direkt den Kindergarten oder die Schule und die nahen Freunde informieren. So können sie die Verbreitung eindämmen. Haben Sie keine falsche Scham.

Für die Bekämpfung sollten Sie wissen, dass Läuse Parasiten der Haut sind. Sie sind nur etwa zwei bis drei Millimeter lang und leben als Blutsauger. Die weiblichen Läuse legen Eier ab, die in Kapseln an die Haare angeklebt werden. Man nennt sie Nissen. Am liebsten leben die Kopfläuse im dichten Haar an der Kopfrückseite und hinter den Ohren. Kopfläuse können die Farbe des Haares annehmen. Deshalb sind sie zuerst schwer zu erkennen. Ihre Lebensspanne (vom Ei bis zur geschlechtsreifen Laus) beträgt durchschnittlich 30 Tage.

Bei ihrer Bekämpfung kommt es darauf an, mit entsprechenden Shampoos die lebenden Läuse zu vernichten und den Reifungszyklus der Nissen zu unterbrechen, indem sie täglich mit einem Nissenkamm ausgekämmt werden. Es muss nicht der ganze Haushalt auf den Kopf gestellt werden. Es reicht, wenn Sie Haarklammern, Kämme, Mützen, Schals und Kopfkissenbezüge entsprechend reinigen. Da die Shampoos zur Bekämpfung von Läusen giftige Substanzen enthalten, sollten Sie das Vorgehen unbedingt mit dem Kinderarzt absprechen. Prophylaktisch hilft nur eins: Leihen Sie keine Mützen, Schals etc. aus!

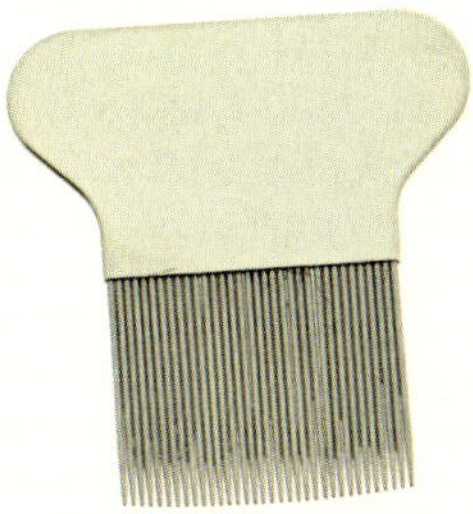

▶ Nissenkamm

Alltägliche Stolpersteine

Das Leben könnte so angenehm sein, wenn diese vielen kleinen alltäglichen Katastrophen – Beulen, Schrammen, Schürfwunden – nicht wären. Den Lebensraum mit Kindern sicher zu machen ist von daher nicht nur eine elterliche Pflichtübung, sondern auch eine Kür; denn mit weniger Aufregung lebt es sich viel entspannter und die Zeit für die Beseitigung der Katastrophen kann sinnvoll anders eingesetzt werden. Damit das gelingen kann, hier eine Reihe von Tipps zur Vermeidung der »üblichen« Stolpersteine.

Stürze im eigenen Heim

Am häufigsten verunglücken Kinder durch Stürze, fast jeder zweite Kinderunfall ist ein Sturz. Mit ein wenig Vorsorge kann hier viel verhindert werden:

- Stolperfallen durch freiliegende und nicht rutschfeste Teppiche vermeiden!

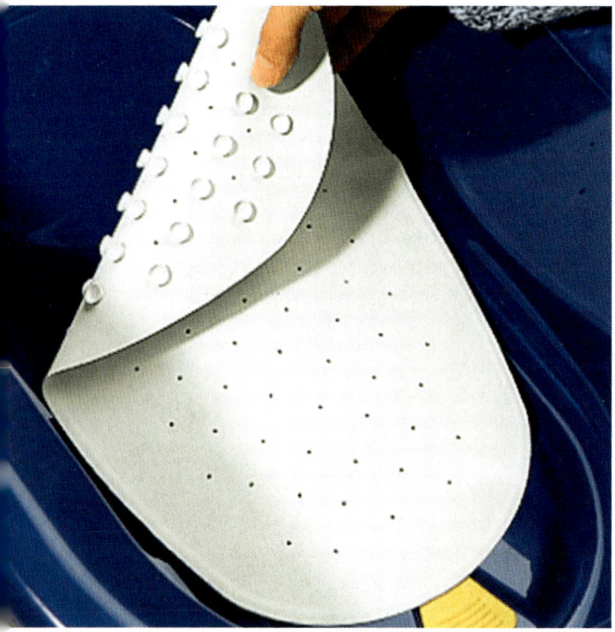

▲ Badewannenmatte

- Keine Sitzmöbel in der Nähe von Fensterbänken oder Balkonbrüstungen stehen lassen!
- Darauf achten, dass Balkongitter keine horizontalen Verstrebungen haben. Um zu verhindern, dass Kinder auf das Geländer klettern und herabstürzen, können Holzplatten oder vorgespannter Markisenstoff als Schutz dienen.
- Treppen mit Gittervorrichtungen sichern bzw. Türen, durch die das Kind zur Treppe gelangen kann, geschlossen halten!
- Fenster, an die Kinder herankommen können, nur kippen!
- Bade- oder Duschwannen mit rutschfesten Matten versehen!
- Glas- oder Spiegelflächen, in die Ihr Kind stürzen könnte, mit Klebefolie überziehen!
- Kinder nicht mit Flaschen oder Gläsern in der Hand laufen lassen!
- Stromkabel hinter Fußleisten oder unter Teppichböden fest verlegen.
- Klappstühle aus dem Haushalt mit Kindern verbannen. Beim Spielen mit diesen Stühlen kommt es häufig zu Verletzungen durch Einklemmen oder Quetschen.
- Leitern niemals unbeaufsichtigt stehen lassen.

Besondere Hinweise bei Säuglingen

Bei Säuglingen sollten Eltern zusätzlich folgende Punkte beherzigen:

- Den Säugling keinesfalls auf dem Wickeltisch, dem Sofa oder ähnlichem Mobiliar alleine liegen lassen; im Notfall lieber das Kind auf den Fußboden legen (warme Unterlage).
- Wenn der Säugling vier Monate alt ist, den Boden des Kinderbettchens auf die unterste Stellung absenken! Vorher mindestens 30 cm Abstand zwischen Bettboden und Handlauf! Der Abstand zwischen den Gitterstäben muss mindestens 6 cm, darf höchstens aber 7,5 cm betragen!

Feuerzauber

Das Spiel mit dem Feuer finden fast alle Kinder unwiderstehlich. Umso notwendiger ist es, Kindern möglichst frühzeitig klarzumachen, dass aus einem Streichholz und einem bisschen Zündeln ein großes Feuer entstehen kann. Denken Sie immer daran: Der nicht sachgerechte Umgang vieler Erwachsener mit Feuer verleitet auch immer wieder Kinder zum »Spiel mit dem Feuer« und führt so zu schrecklichen Unfällen. Die beste Vorsorge ist von daher, Kinder mit dem Gebrauch von Feuer vertraut zu machen und ihnen auch zu zeigen, was zu tun ist, wenn etwas schief geht.

Kaum ein Kind kann dem Drang widerstehen, selbst Feuer zu machen, wenn Zündhölzer oder ein Feuerzeug greifbar sind. Verbote wirken nur, solange ein Erwachsener in Sichtweite ist. Das einzige Mittel, ein Unglück zu verhindern: Streichhölzer und Feuerzeuge müssen für Kinder unerreichbar sein!

Rauchmelder – Anschaffung mit großer Wirkung

Der häufigste Brandherd ist die Wohnung und zwar in der Zeit zwischen 23.00 Uhr abends und 7.00 Uhr morgens. In dieser Zeit schlafen die meisten Menschen und ihr Geruchssinn hat schlafbedingt Pause, deshalb bemerken Sie oft selbst das Feuer zu spät oder gar nicht. Die starke Rauchentwicklung macht dann orientierungslos und das Einatmen des Brandrauchs führt zur Bewusstlosigkeit, sodass die meisten ohne fremde Hilfe nicht mehr den Weg aus den Flammen finden. Da jede Wohnung dem Feuer reichlich Nahrung bietet, können selbst kleinste Brandherde sich zu einem großen Brand mit Gefahr für Leib und Leben entwickeln.

Hier bieten sich als Vorsorge Rauchmelder in der gesamten Wohnung an. Sie erkennen bei Schwelbränden rechtzeitig die Rauchentwicklung und warnen die Bewohner durch einen lauten Alarmton. Diese Rauchmelder sollten möglichst an der Decke in Raummitte montiert werden. Informationen über Rauchmelder und Brandschutz erteilen die zuständige Feuerwehr und die Bezirksschornsteinfeger.

Lagerfeuer

Kinder lernen und akzeptieren schnell, dass man Lagerfeuer nur an erlaubten Stellen und Plätzen anzünden darf, und dass die Feuerstelle mit Steinen abgesichert werden muss. Am besten eignet sich ein möglichst steiniger und ebener Boden, in dessen Nähe sich keine ausgedörrte Grasnarbe, kein Unterholz oder sons-

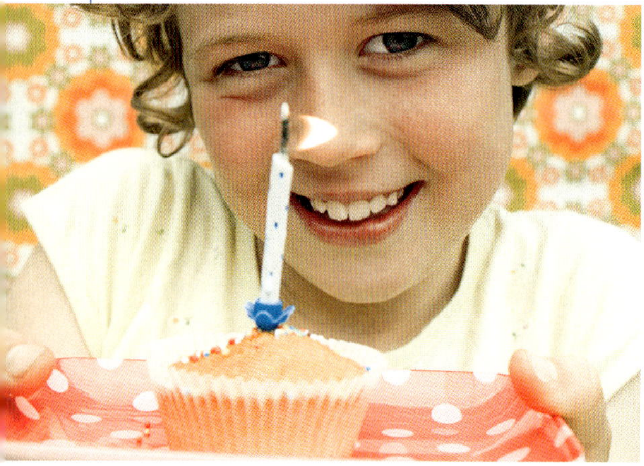

▲ Nicht ungefährlich: brennende Kerzen.

tige entflammbare Stoffe befinden. Die Feuerstelle muss außerdem so angelegt sein, dass andere Leute nicht durch Funkenflug, Qualm und Ruß belästigt sowie Zelte und Wohnwagen nicht gefährdet werden.

Besonders wichtig ist es, in jedem Fall darauf zu achten, dass das Feuer vollständig ausgebrannt und die Feuerstelle anschließend mit Sand bedeckt ist, bevor man den Feuerplatz verlässt. Bis ins Schulalter hinein sollte man Kindern das Feuermachen nur unter Aufsicht eines Erwachsenen erlauben.

Kerzen

Ein Luftzug reicht manchmal schon aus, um eine Kerze kippen zu lassen und einen Zimmerbrand zu entfachen. Nur wer es sich zur Regel macht, Kerzen immer zu löschen, wenn er den Raum verlässt, kann sich sicher fühlen. Besonders auf Kinder üben Flammen und Feuer eine unwiderstehliche Anziehungskraft aus. Die Erfahrung, dass eine Kerzenflamme heiß ist und wehtut, machen die meisten Kinder schon recht früh, übertragen diese aber nicht unbedingt auch auf andere Feuer. Lassen Sie Kinder darum nie mit der brennenden Kerze allein und weisen Sie sie immer wieder auf die Gefahren hin.

Adventskränze, Weihnachtsbäume Das schönste Fest des Jahres endet für Tausende buchstäblich mit einer Katastrophe. Adventskränze und Weihnachtsbäume stehen in der Rangliste der Brandursachen ganz obenan. Wer seinen Adventskranz und Weihnachtsbaum ohne Reue genießen will, sollte Folgendes beherzigen: Kranz oder Baum nicht in der Nähe von Gardinen, Tapeten und Möbeln platzieren. Für einen sicheren Standplatz sorgen. Kerzen kippsicher befestigen und so anbringen, dass weder Äste noch der Baumschmuck Feuer fangen können. Kerzen am Baum nur von oben nach unten anzünden. Wassereimer oder Feuerlöscher in erreichbare Nähe stellen.

Und vor allem: Kinder niemals mit dem »brennenden« Adventskranz bzw. Weihnachtsbaum allein lassen. Die sicherste Lösung stellen allerdings elektrische Kerzen dar.

Auf der Suche nach Abenteuern

Welches Kind hat noch nie von einem Baumhaus geträumt, Pipi Langstrumpf um ihre Abenteuer in Takatuka Land beneidet oder versucht, das versteckte Süße im hintersten Schlupfwinkel zu entdecken und seiner Vernichtung zuzuführen. Die kindliche Fantasie ist nahezu unbegrenzt, die damit verbundenen Verletzungsrisiken manchmal auch. Da gilt es als Vater und Mutter, auf der Hut zu sein und den kindlichen Abenteuerdrang in angemessene Bahnen zu lenken.

Auf Bäume klettern

Im Alter zwischen fünf und zehn Jahren wollen alle Kinder die Größten sein und »hoch hinaus«. Bäume bieten sich geradezu an, Mut und Geschicklichkeit zu beweisen. Kletterverbote haben wenig Sinn, weil »alle es machen« und man die Durchsetzung eines Verbots, auf Bäume zu steigen, nicht überwachen kann. Weisen Sie trotzdem das Kind eindringlich auf die Gefahren beim Baumklettern hin und zeigen ihm, wie leicht ein morscher, abgestorbener Ast bricht. Bieten Sie als Alternative Klettergerüste auf Abenteuerspielplätzen an. Viele Sportvereine bieten außerdem gerade für Kinder dieser Altersklasse Betätigungsmöglichkeiten an, unter anderem auch Klettern in Hallen. Denken Sie aber dran: Nie ohne Helm klettern!

Trendsportarten

Trendsportarten drücken oftmals ein Stück Zeitgeist und Lebensgefühl aus, an dem alle teilhaben wollen. Jedes Jahr entstehen neue Sport- und Spieltrends. Waren vor einiger Zeit noch BMX-Fahrräder oder Diskoroller in Mode, so sind es derzeit die Inlineskates. Diese Sportarten üben insbesondere auf Kinder und Jugendliche eine besondere Faszination aus. Anhand nachfolgender Checkliste können Eltern feststellen, wie fit sie in Sachen Sicherheit beim Trendsport sind:

- Worum geht es bei dieser Sportart?
- Passt die Sportart zum Alter meines Kindes?
- Welche Verletzungsrisiken gibt es?
- Gibt es Schutzmaßnahmen, die möglichen Gefahren vorbeugen?
- Wo kann man den Sport sicher ausüben? (Nach Möglichkeit unter Anleitung und in überwachten Anlagen!)

Bei Kindern machen Schädelverletzungen 75 % der tödlichen Unfälle aus! Vorbeugende Maßnahmen, wie das Helmtragen beim Fahrradfahren oder »Inlineskaten«, sind der beste Schutz, um gefährliche Kopfverletzungen zu vermeiden. Auch Protektoren für Arme und Beine gehören zur Ausstattung. Sie sollten als Eltern als Vorbild dienen und selber immer einen Helm tragen. Außerdem sollten Sie darauf bestehen, dass unbekanntes Gelände für diese Sportarten tabu ist.

Erdlöcher

Kinder verstecken sich gern und lieben Höhlen. Leider bauen sie nicht nur selbst welche, sondern finden auch viel zu oft ausgehobene

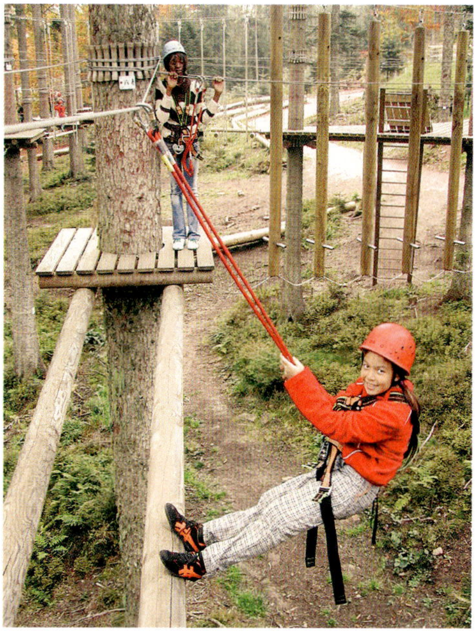

▲ **Gut ausgerüstet kann Ihr Kind in einem Kletterpark die richtigen Klettertechniken erlernen.**

Sickergruben, alte Brunnenschächte und ähnliche Erdlöcher, die leicht zur tödlichen Falle werden können. Jeder Erwachsene, der solche Gruben entdeckt, sollte sofort dafür Sorge tragen, dass eine ordnungsgemäße Abdeckung erfolgt; den Kindern müssen die Gefahren solcher »Höhlen« möglichst drastisch geschildert werden.

Gut aufgeräumt! – Viele Vergiftungen sind vermeidbar!

Eine ganze Reihe von Substanzen, die man im Haushalt selbstverständlich benutzt, können für die Kinder eine Gefahr darstellen. Hier hilft nur eins: Immer sorgfältig aufräumen.

Arzneimittel Arzneimittel machen beinahe die Hälfte der Stoffe aus, mit denen sich Kinder vergiften. Sorgloser und leichtfertiger Umgang mit Arzneimitteln ist die Ursache für die mit Abstand häufigsten Vergiftungsfälle bei Kindern aller Altersstufen. Süßer Hustensaft, bunte Dragees, aber auch Tropfen und Desinfektionsmittel üben eine unwiderstehliche Anziehungskraft auf Kinder aus.

Obwohl glücklicherweise in den meisten Fällen Kinder »auf frischer Tat ertappt« werden oder Erwachsene Vergiftungserscheinungen bei Kindern innerhalb der ersten Stunde entdecken, und obwohl es bereits über 2000 Arzneimittel mit kindersicheren Verpackungen gibt, müssen alle Arzneien unbedingt für Kinder unerreichbar aufbewahrt werden. Ideal ist eine verschließbare Hausapotheke, die möglichst so hoch angebracht ist, dass kleine Kinder sie nicht erreichen können. Räumen Sie auf jeden Fall alle Arzneimittel sofort nach Gebrauch wieder weg und wenn Sie regelmäßig Tabletten einnehmen, erklären Sie Ihrem Kind warum.

Flaschenverwechslungen Nicht nur Kinder, sondern auch Erwachsene werden häufig Opfer von Flaschenverwechslungen, wenn beispielsweise Benzin, Spiritus, Petroleum in Bier-, Saft- oder Brauseflaschen aufbewahrt werden. Darum giftige, ätzende und ungenießbare Stoffe nur in Originalflaschen mit Warnetikett aufbewahren, niemals in Flaschen oder Behälter umfüllen, die Verwechslungen mit Trinkgefäßen zulassen.

Klebstoffe Ob flüssig oder in Pastenform, die meisten Klebstoffe enthalten Lösungsmittel, die nicht nur leicht entflammbar, sondern auch beim Einatmen gefährlich sind und auf Dauer süchtig machen können. Darum sollten Sie Kinder niemals unbeaufsichtigt mit Klebstoffen hantieren lassen und nie Klebstoff kaufen, der z. B. wie Marzipan riecht und zum Probieren verleitet.

Kosmetika Es ist nahezu unmöglich, alles wegzuräumen, was Kinder eventuell verbotenerweise schlucken könnten, aber glücklicherweise ist auch nicht alles giftig oder gar lebensgefährlich, was dem Magen nicht bekommt. Seife, Zahnpasta, Hautcreme, Mundwasser, Badeöl, Schminke usw. sind auch innerlich angewandt in der Regel ungefährlich. Selbst sehr naschhafte und neugierige Kinder spucken so übel schmeckende Substanzen sofort wieder aus. Trotzdem sollten neben Rasierwasser und Parfüm vor allem Haar- und Nagelhautentfernungsmittel, Haarkräuselungsmittel, Nagellack und Nagellackentferner außer Reichweite geräumt werden, weil diese z. B. die Augen verätzen können. Außerdem muss darauf geachtet werden, dass Kinder den Inhalt von Spraydosen aller Art nicht einatmen.

Minibatterien Minibatterien, wie sie für Kameras, Uhren und Taschenrechner gebraucht werden, stellen zunehmend eine Gefahr für Krabbelkinder dar. Wenn Kinder die Batterien verschlucken, kann die dünnwandige Metallhülle durch die Magensäure zersetzt, und hochgiftige Chemikalien, hauptsächlich Quecksilberoxid, können freigesetzt werden. Eltern sollten stets darauf achten, dass solche Batterien niemals in der Wohnung für Kinder erreichbar herumliegen. Sollten Eltern trotzdem einmal vermuten, dass ihr Kind eine Batterie verschluckt hat, so sollten sie schnellstmöglich einen Arzt aufsuchen.

Zigaretten und Alkohol Für Kleinkinder unter einem Jahr kann schon das Essen einer Zigarette lebensbedrohliche Folgen haben, aber auch ältere Kinder erleiden schwere Vergiftungen nach dem Verzehr einer Zigarette oder von Zigarettenkippen. Ähnlich verhält es sich mit Alkohol. Schon geringe Mengen sind für Kinder giftig. Die einzig mögliche Vorsichtsmaßnahme besteht in beiden Fällen darin, Zigaretten und Alkohol so aufzubewahren, dass sie für Kinder unerreichbar sind. Das bedeutet aber auch, dass keine vollen Aschenbecher und keine leer getrunkenen Gläser herumstehen dürfen. Auch die Unsitte, Kinder mal am Glas nippen zu lassen, kann statt eines abschreckenden Effekts genau den gegenteiligen haben.

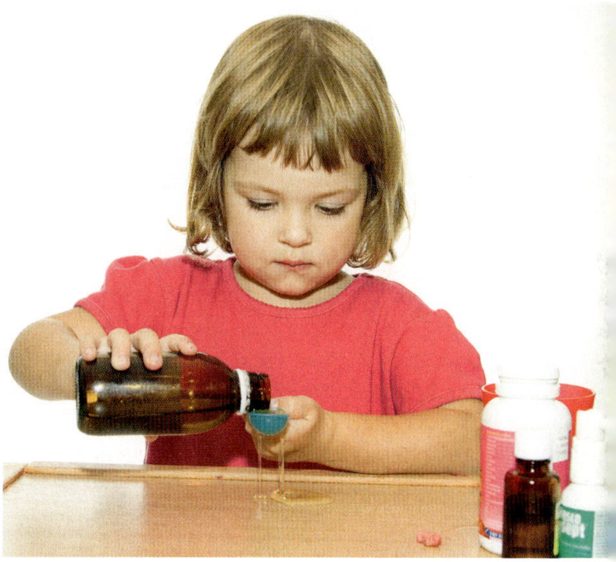

▲ Kinder mit Medikamenten nie alleine lassen.

Pflanzen, Früchte und Pilze

Pflanzen stehen in der Statistik der Giftinformationszentrale als Ursache von Vergiftungen im Kindesalter an dritter Stelle. Von den etwa 1 000 Pflanzen Mitteleuropas, die giftige Substanzen enthalten, wird allerdings nur ein kleiner Teil zu den Giftpflanzen gerechnet, die gefährliche Vergiftungserscheinungen hervorrufen. Glücklicherweise ist bei den meisten dieser Giftpflanzen eine verhältnismäßig hohe Dosis für eine lebensgefährliche Vergiftung nötig. Diese wird auch von Kindern selten aufgenommen, da die Blätter, Blüten und Beeren dieser Pflanzen meist außerordentlich schlecht schmecken.

Zu den besonders giftigen Blüten und Früchten, die häufig auf Wiesen, in Parks und Gärten vorkommen, gehören Aronstab, Bilsenkraut, Eibe, Eisenhut, Fingerhut, Goldregen, Herbstzeitlose, Maiglöckchen, Oleander, Rizinus, Mohn, Schierling, Seidelbast, Stechpalme, Tollkirsche und Zaunrübe. Kindern sollte es von Anfang an grundsätzlich verboten werden, ob daheim oder unterwegs, etwas nicht ausdrücklich Erlaubtes in den Mund zu stecken. Und Eltern sollten ihren Garten auf giftige Pflanzen hin untersuchen. Vielleicht holen Sie sich Unterstützung durch einen sachkundigen Gärtner.

Gemüse

Grüne und unreife Kartoffeln und die über der Erde liegenden grünen Teile der ausgewachsenen Kartoffelknolle, aber auch grüne, unreife Tomaten und rohe grüne Bohnen sind giftig. Sie enthalten wie alle Nachtschattengewächse das Alkaloid Solanin, das schwere Vergiftungserscheinungen hervorrufen kann. Werfen Sie darum grüne Kartoffeln weg und schneiden Sie grüne Stellen beim Schälen sorgfältig aus.

Zimmerpflanzen

Abgesehen von einigen Topfpflanzen, wie z. B. Efeu und Weihnachtsstern, deren Blätter und Blüten schon von Natur aus giftig sind, kann man sich an Pflanzen, die mit Schädlingsbekämpfungsmitteln behandelt wurden, vergiften. Die giftigen Dünste oder die Berührung der Blätter reichen bei Kleinkindern schon aus. Gewarnt wird auch vor Kakteen, manche haben giftige Stacheln. Giftig sind z. B.

- Dieffenbachie
- Flamingoblume
- Fensterblatt
- Oleander
- Madagaskar-Immergrün
- Ficus-Arten
- Korallenbäumchen
- Klivie
- Fuchsie
- Weihnachtsstern

Nach Auskunft der Münchner Gift-Notrufzentrale sind in jüngster Zeit zunehmend Vergiftungen von Kleinkindern mit der beliebten Zimmerpflanze »Dieffenbachie« zu beobachten, deren Giftigkeit kaum bekannt ist. Kaut das Kind Teile von den attraktiv aussehenden großen grünen Blättern mit den weißen Streifen, so kann es zu schlimmen Verätzungen der Schleimhäute (Mund, Speiseröhre, Magen) kommen.

Pilze

Jedes Jahr kommt es immer wieder zu tödlich verlaufenden Pilzvergiftungen, die vermeidbar wären. Besonders giftig ist der auffällige Fliegenpilz, aber auch weniger ins Auge fallende Sorten wie der grüne Knollenblätterpilz und der Glimmertintling sind gefährlich. Meist wurden sie von den Betroffenen selbst gesammelt. Deshalb empfiehlt es sich, wenn keine Ausbildung vorliegt, die Pilze erst gar nicht selbst zu sammeln, sondern in entsprechenden Fachgeschäften zu kaufen. Bei der Zubereitung sollten auch nur die Pilze verwendet werden, die wirklich bekannt sind. Wenn Zweifel aufkommen, sollten alle Pilze sicher und komplett entsorgt werden. Machen Sie Ihr Kind auf die Gefahr aufmerksam und verbieten Sie ihm, Pilze aus dem Garten oder dem Wald einfach zu essen.

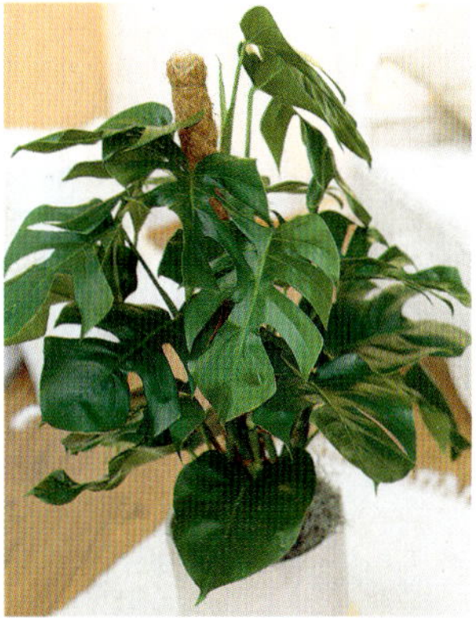

▲ Fensterblatt, Monstera

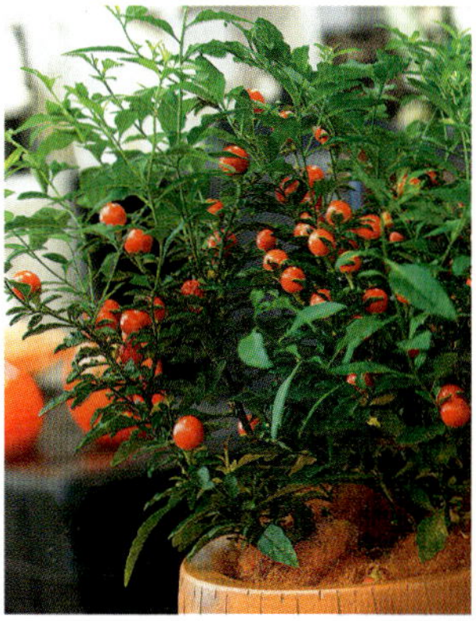

▲ Korallenbäumchen

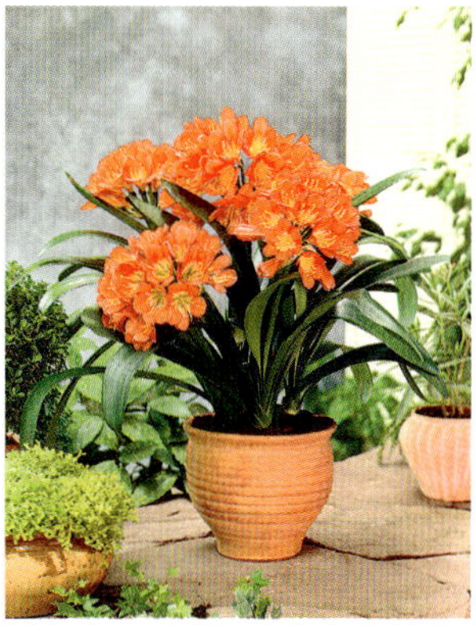

▲ Klivien

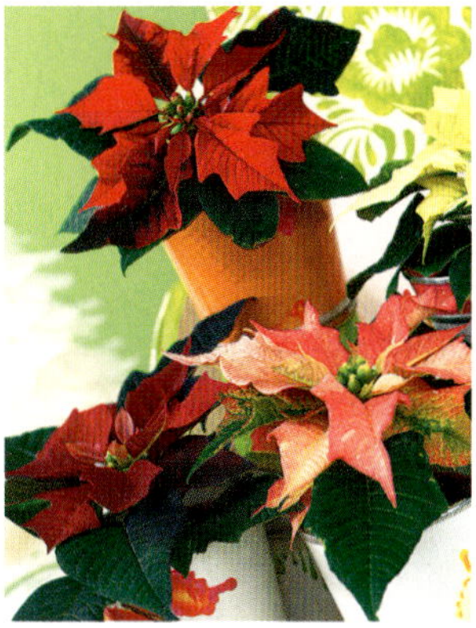

▲ Weihnachtsstern

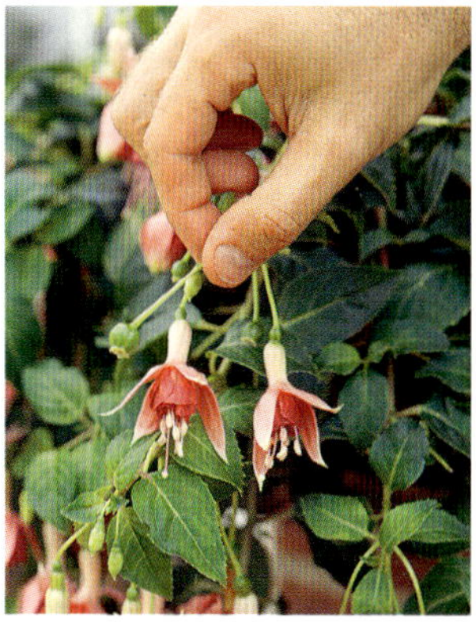

▲ Fuchsie

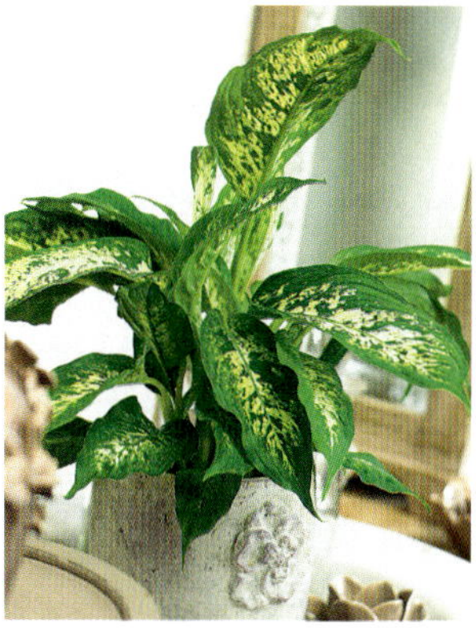

▲Dieffenbachie

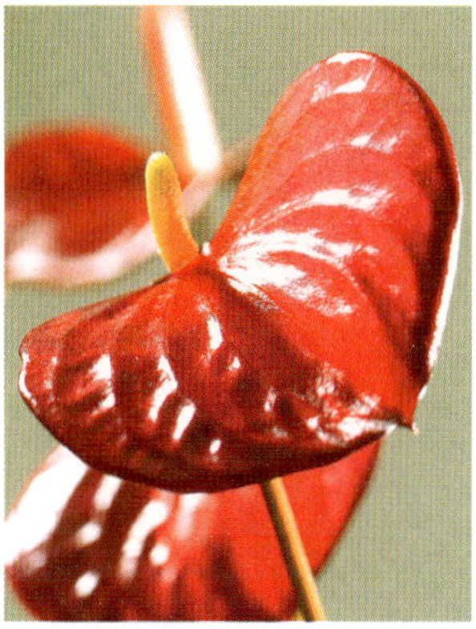

▲ Flamingoblume, Anthurie

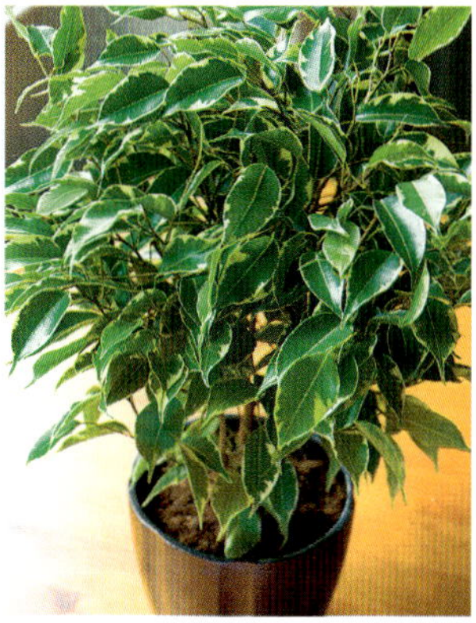

▲ Birkenfeige,
Ficus benjamina

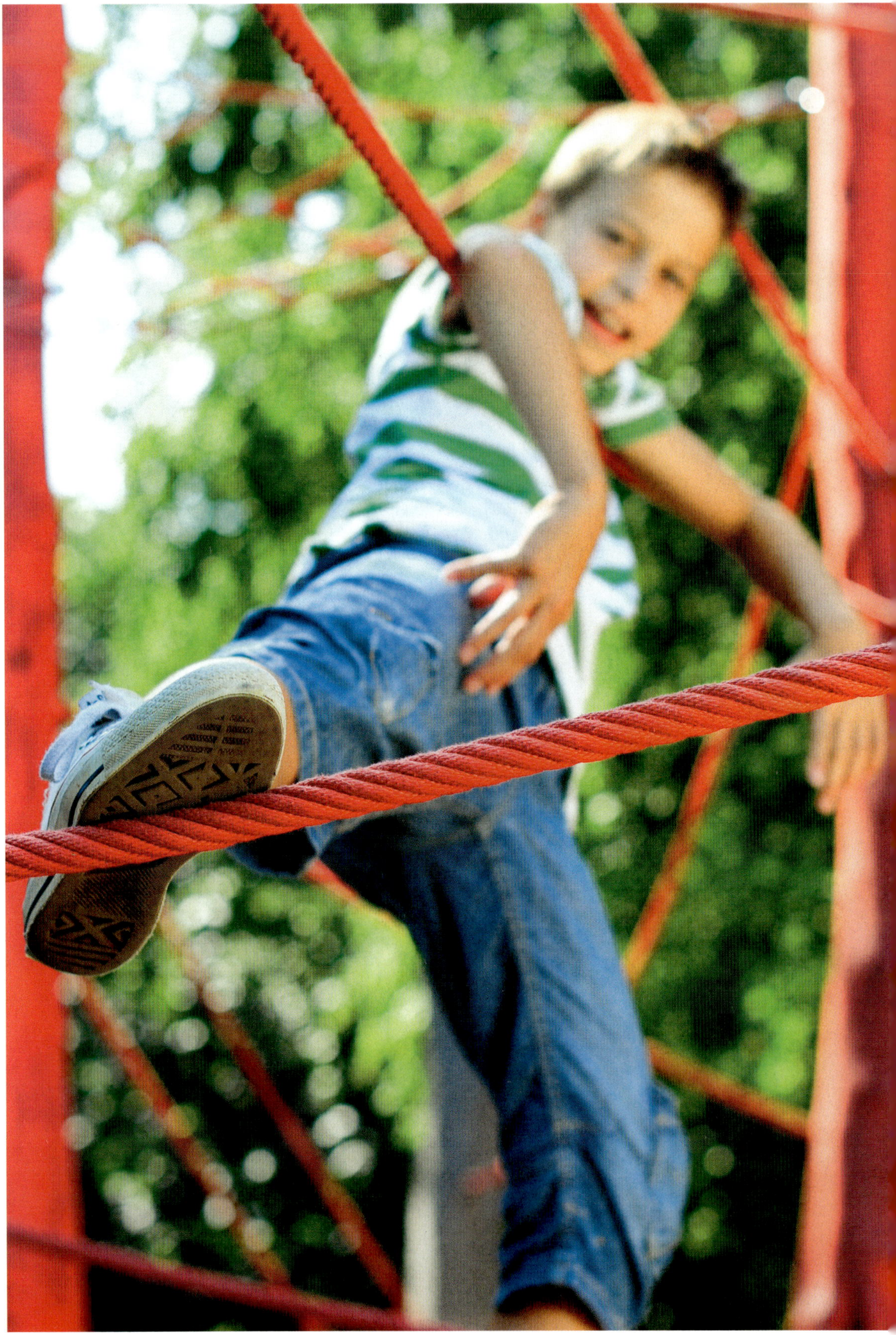

»Ein Kind betritt deine Wohnung und macht in den folgenden zwanzig Jahren so viel Lärm, dass du es kaum aushalten kannst. Dann geht das Kind weg und lässt das Haus stumm zurück, dass du denkst, du wirst verrückt.« *(John Andrew Holmes)*

Was tun, wenn ...?

Alarmstart! Gerade noch war alles in Ordnung, jetzt ist es passiert: Sturz vom Sofa, heißer Tee über das kleine Ärmchen gegossen, Unbekanntes aus dem Garten gegessen oder Knopf in die Nase gesteckt. Egal, was passiert ist – »Jetzt nur nicht nervös werden, ruhig bleiben und überlegt reagieren«, heißt die Regel. Doch das ist oft einfacher gesagt als getan.

Im Fall der Fälle

Jeder ist aufgeregt und angespannt, wenn einem Kind etwas passiert ist. Erst recht, wenn es sich dabei um das eigene handelt. Viele haben Angst, etwas Falsches zu tun. So verständlich diese Angst auch ist, so gefährlich ist sie: Dadurch wird die Aufregung und die Unsicherheit der anderen noch größer und dem Kind nicht geholfen.

Das folgende Kapitel soll Ihnen helfen, Notfallsituationen besser einzuschätzen und entsprechend zu reagieren. Dabei kommt es nicht darauf an, perfekte Diagnosen zu stellen. Wichtig ist zu erkennen, wann rasches Handeln erforderlich ist, welches die richtigen Maßnahmen sind und wie diese anzuwenden sind. Ziel ist es also, mehr Sicherheit zu gewinnen. Neben der Lektüre dieser Seiten empfiehlt es sich zusätzlich, einen der Malteser-Kurse zu Kindernotfällen zu besuchen, um vor allem die praktischen Maßnahmen zu vertiefen.

In der Ruhe liegt die Kraft – Wie läuft ein Notfall ab?

Ein klarer Kopf ist wie so oft im Leben auch in einer Notfallsituation der Schlüssel zum Erfolg. Das ist natürlich leichter gesagt als getan. Notfälle gehören nun einmal nicht zum täglichen Geschehen und von daher wird man in aller Regel in diesem Bereich auch keine »Routine« entwickeln. Dennoch kann man sich vorbereiten: Mit dem Studium dieser Seiten machen Sie gerade den ersten Schritt. Es geht darum, dass Sie sich mit dem Fall der Fälle auseinandersetzen und überlegen, welche Schritte im Zweifel erforderlich sind. Je häufiger die gedankliche Auseinandersetzung mit einem möglichen Notfall stattfindet, umso sicherer werden Sie und haben damit im Ernstfall die notwendige Ruhe und Konzentration. Bei vielen Notfällen reicht bereits ein beruhigendes Einwirken auf das Kind, um dessen Zustand zu verbessern. Die Ausstrahlung von Zuversicht und Sicherheit hilft zudem, Umherstehende zur Unterstützung und Hilfe zu motivieren.

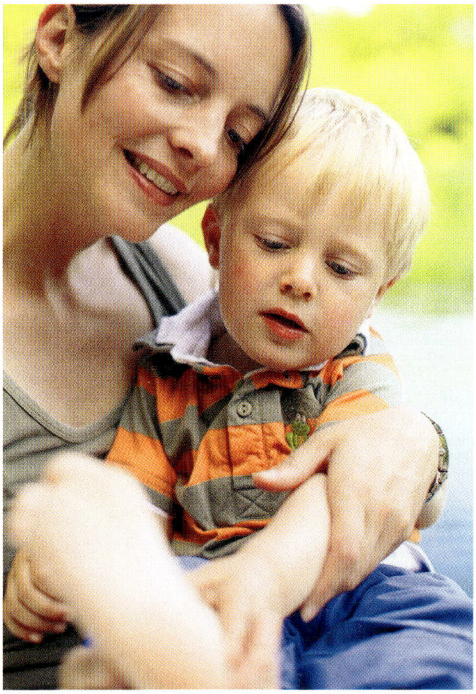

▲ Beruhigen Sie das verunglückte Kind.

> **INFO**
>
> **Drei Schritte zur Bewältigung eines Notfalls:**
>
> - Erkennen – was überhaupt geschehen ist.
> - Beurteilen – welche Gefahren drohen.
> - Handeln – entsprechend der Situation.

Zunächst gilt es also, einen Überblick über die Situation zu gewinnen und anschließend die Maßnahmen einzuleiten, die am wichtigsten sind. Diese Maßnahmen werden Sofortmaßnahmen genannt. Dazu gehören die Überprüfung der lebenswichtigen Funktionen und alle Maßnahmen, die diese wiederherstellen. Anschließend wird durch einen Notruf der Rettungsdienst alarmiert.

Bis das Rettungsdienstpersonal eintrifft, kann die Zeit mit einfachen Erste-Hilfe-Maßnahmen, etwa mit dem Verbinden einer Wunde, überbrückt werden. In der Folge übernimmt der Rettungsdienst die erweiterte Erstversorgung des Kindes. Dabei stehen umfassende Möglichkeiten zur Verfügung. So enthält ein Notarztwagen eine kleine Intensivstation mit vielen medikamentösen und technischen Möglichkeiten sowie entsprechend qualifiziertes Personal.

Deshalb ist für das Kind die Zeit entscheidend, die vom Notfallereignis bis zum Eintreffen des Rettungsdiensts vergeht – und nicht die Zeit bis zum Eintreffen im Krankenhaus. Durch einen genauen Notruf kann diese Zeit erheblich verkürzt werden. Die weiteren Untersuchungen und die Versorgung des Kindes geschehen schließlich im Krankenhaus (Kinderklinik).

Der Ablauf dieser einzelnen Hilfeleistungen ist wie eine Kette zu sehen, die aus fünf Gliedern besteht. Derjenige, der als Erster hilft, der sogenannte Ersthelfer, wird in den ersten drei Gliedern dieser Rettungskette aktiv. Dabei gilt: Jede Kette ist nur so stark wie ihr schwächstes Glied!

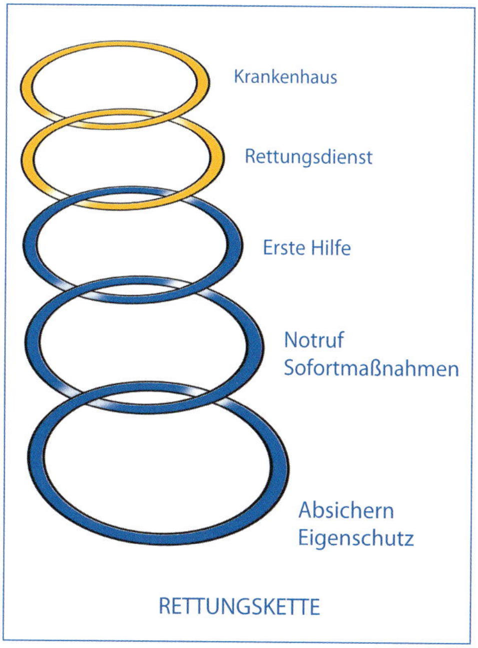

▲ Rettungskette

Maßnahmen, die immer richtig sind

Es gibt fünf Maßnahmen, die in Notfallsituationen immer richtig sind. Deren Beherrschung gibt die notwendige Ruhe und Sicherheit, um mit der Notfallsituation richtig umgehen zu können. Deshalb ist es empfehlenswert, sich die folgenden fünf Maßnahmen besonders einzuprägen!

- Sorgen Sie für Sicherheit! Schützen Sie das Kind und sich selbst vor weiteren Gefahren, indem Sie die Unfallstelle sichern.
- Überprüfen Sie die Vitalfunktionen! (siehe S. 98)
- Machen Sie Andere auf den Notfall aufmerksam und veranlassen Sie den Notruf!
- Verhindern Sie, dass das Kind auskühlt (zudecken)!
- Beruhigen Sie das betroffene Kind! Hierzu gehört vorsichtiger Körperkontakt.

Lassen Sie das Kind nicht allein und sorgen Sie für eine möglichst ruhige Umgebung. Falls das Lieblingsstofftier zur Stelle ist, das natürlich auch zum Arzt oder ins Krankenhaus mit darf, kann es hier wertvolle Hilfe leisten!

Wann ist rasches Handeln notwendig?

Unnötige Aufregung kann vermieden werden, wenn zwischen lebensbedrohlichen und nicht lebensbedrohlichen Störungen unterschieden werden kann. Daher sind hier zunächst die Kennzeichen des erkrankten oder verletzten Kindes, bei deren Auftreten rasches Handeln erforderlich ist, dargestellt. Anschließend finden Sie Informationen über weniger bedrohliche Situationen.

Lebensbedrohlich gefährdet ist ein Kind dann, wenn eine der lebenswichtigen Funktionen,

RICHTIG HANDELN

B das Bewusstsein

- Sprechen Sie das Kind an!
- Rütteln Sie es so, als ob Sie es wecken wollten!
- Antwortet es Ihnen wie gewohnt?
- Solange Ihr Kind laut weint oder Ihnen sagt, wo es ihm wehtut, ist es meist nicht akut gefährdet.
- Reagiert es langsamer oder gar nicht, ist es bewusstlos. Das weitere Vorgehen beschränkt sich auf wenige Schritte, die auf Seite 98 dargestellt sind.

A die Atmung

Kontrollieren Sie die Atmung des Kindes! Solange eine dieser Fragen mit »Ja« beantwortet werden kann, atmet das Kind. Auch der Ersthelfer kann dann beruhigt durchatmen.

Überprüfen Sie:

- Sehen Sie Atembewegungen?
- Hören Sie Atemgeräusche?
- Fühlen Sie die Ausatemluft an Ihrer Wange?

K der Kreislauf

Sichern Sie den Kreislauf!

- Ist bei der Atemkontrolle keine Atmung feststellbar, muss mit der Herz-Lungen-Wiederbelebung (s. ab Seite 102) begonnen werden.
- Zur Beruhigung: Dies ist der Extremfall, der nur sehr selten eintritt!

Deshalb ist es für Sie wichtig, eine solche Störung zu erkennen und die – überwiegend einfachen! – Maßnahmen einzuleiten.

der sogenannten Vitalfunktionen, gestört ist oder eine Störung zu erwarten ist.

Die Vitalfunktionen sind
- Bewusstsein,
- Atmung und
- Kreislauf.

Deshalb ist es wichtig, eine Störung dieser Funktionen zu erkennen und die – überwiegend einfachen! – Maßnahmen einzuleiten.

Mit dem Überprüfen dieser lebenswichtigen Funktionen wird ausgeschlossen, dass eine akut bedrohliche Situation übersehen wird! Das Ergebnis der Überprüfung der Vitalfunktionen entscheidet über das weitere Vorgehen. Hieraus ergeben sich die Sofortmaßnahmen, die der Notfall-Übersicht (Seite 94) entnommen werden können.

Lebensrettende Sofortmaßnahmen

Die meisten Notfälle mit Kleinkindern geschehen in der heimischen Umgebung. Deshalb ist eine Gefährdung der Helferin oder des Helfers im Allgemeinen eher unwahrscheinlich. Dennoch ist es wichtig, zuerst einen Überblick über die Situation und eventuell drohende Gefahren zu gewinnen. Im heimischen Umfeld sollten Sie ein besonderes Augenmerk auf elektrische Anlagen oder Leitungen richten. Im Zweifel also Sicherungen herausnehmen.

Um weitere Gefahren zu vermeiden und um zu verhindern, dass noch mehr Kinder zu Schaden kommen (z. B. Spielkameraden oder Geschwister), müssen Unfallstellen immer abgesichert werden. Auf der Straße kann dies mit einem Warndreieck geschehen, im Haushalt durch andere entsprechende Maßnahmen. Erst dann kann mit den Sofortmaßnahmen begonnen werden!

Störungen des Bewusstseins

Der ganz natürliche erste Schritt besteht immer darin, auf das Kind zuzugehen und zu fragen, was passiert ist und ob es Schmerzen hat. Hiermit erfolgt quasi automatisch die Kontrolle der Vitalfunktion Bewusstsein.

Beim Säugling prüft man: Bewegt sich ein Säugling wie sonst auch? Reagiert er auf Ansprechen mit Bewegungen, Weinen oder seiner Entwicklung angemessenen Lauten? Ist man unsicher, ob das Kind schläft, wird es leicht an den Schultern gerüttelt und seine Reaktion beobachtet.

Kurzum: Das Bewusstsein wird durch Anschauen, Ansprechen und Anfassen des Kindes überprüft! Antwortet das Kind, kann Näheres erfragt werden. Berücksichtigen Sie dabei, dass sich Kinder anders als Erwachsene ausdrücken. Beachten Sie außerdem die äußeren Umstände, um die Situation besser einschätzen zu können.

Begeben Sie sich auf Augenhöhe mit dem Kind. Es fällt Ihnen dann leichter, Sicherheit zu vermitteln und dem Kind zu zeigen, dass es ernst genommen und dass ihm geholfen wird.

Schaulustige Kinder oder Erwachsene sind in einer solchen Situation fehl am Platze. Eine gezielte Aufgabenverteilung, wie die Bitte um das Absetzen eines Notrufs oder das Herbeischaffen einer Decke oder des Lieblingsstofftiers können hier sehr hilfreich sein und zudem die Situation entspannen.

Die wichtigste Maßnahme bei Bewusstlosigkeit: Die Seitenlagerung

Stabile Seitenlage beim Säugling oder Kleinkind Wenn der Säugling bzw. das Kind bewusstlos ist und atmet, wird der Säugling auf den Bauch gelegt und sein Kopf leicht zur Seite gedreht, sodass der geöffnete Mund nach unten gerichtet ist. So wird die Schnüffelstellung erreicht. Durch diese Maßnahme wird gewährleistet, dass die Atemwege frei bleiben.

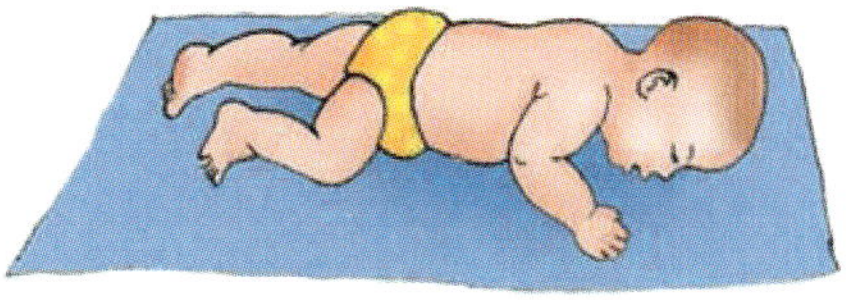

Kopf zur Seite, Mund nach unten und geöffnet

▲ **Legen Sie das bewusstlose Kind auf den Bauch und drehen Sie den Kopf zur Seite.**

Stabile Seitenlage beim größeren Kind Größere Kinder bringen Sie – bei Bewusstlosigkeit und vorhandener Atmung – in die Seitenlage:

- Legen Sie den zugewandten Arm des Kindes angewinkelt nach oben.
- Legen Sie die gegenüberliegende Hand mit der Handoberfläche an die Ihnen zugewandte Wange des Kindes und halten Sie die Hand dort fest.
- Greifen Sie mit Ihrer Hand an den gegenüberliegenden Oberschenkel (nicht im Gelenk) des Kindes, winkeln Sie das Bein des Kindes an und ziehen Sie damit das Kind zu sich herüber.
- Legen Sie nun das oben liegende Bein des Kindes so, dass der Oberschenkel im rechten Winkel zur Hüfte liegt. Überstrecken Sie den Kopf und öffnen Sie leicht den Mund des Kindes. Wenn nötig korrigieren Sie die unter der Wange liegende Hand so, dass der Kopf überstreckt bleibt.
- Decken Sie das Kind zu und kontrollieren Sie Puls und Atmung, bis der Notarzt kommt.

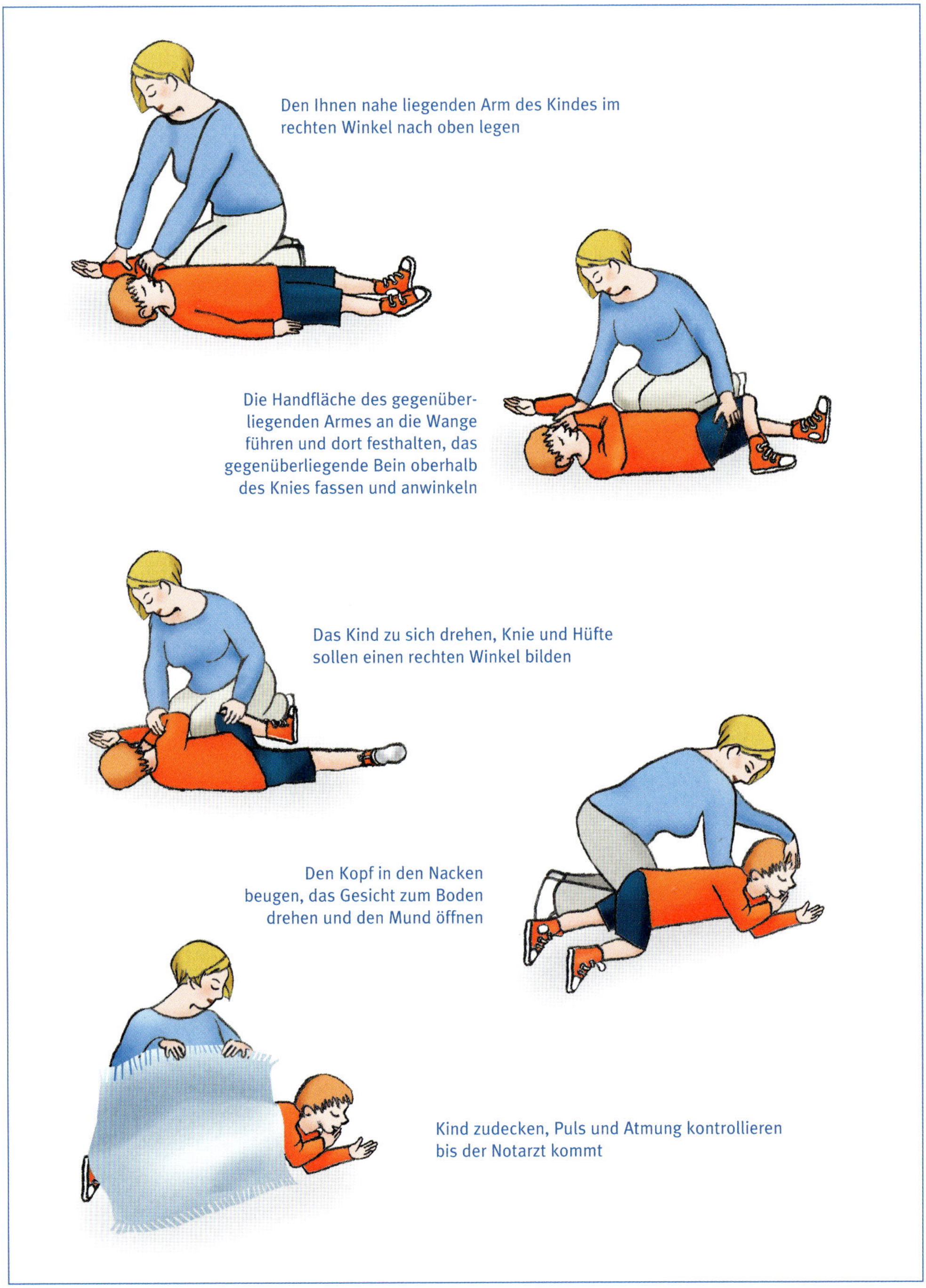

▲ Größere Kinder bringen Sie in die Seitenlagerung, die Sie auch von Erwachsenen kennen. Kontrollieren Sie weiterhin die Vitalfunktionen, bis der Rettungsdienst eintrifft.

Störungen der Atmung

Wenn keine (altersgemäße) Reaktion auf das Ansprechen und Anfassen erfolgt, ist das betroffene Kind bewusstlos. In diesem Fall sollten Sie umgehend die Atmung überprüfen. Hierzu wird das Kind flach auf den Rücken gelegt.

- Bei Säuglingen wird das Kinn angehoben und damit der Kopf leicht überstreckt. Diese Position (Schnüffelstellung) führt dazu, dass die Zunge sich hebt und die Atemwege freigibt.
- Bei Kindern, die älter als ein Jahr sind, wird der Kopf überstreckt, indem mit einer Hand der Haaransatz, mit der anderen Hand das Kinn gefasst und angehoben wird.
- Knien Sie sich neben den Kopf des Kindes und beobachten Sie, ob sich der Brustkorb beim Ein- und Ausatmen hebt und senkt.
- Halten Sie gleichzeitig Ihre Wange über Mund und Nase des Kindes. Bei vorhandener Atmung spüren Sie die Ausatemluft.

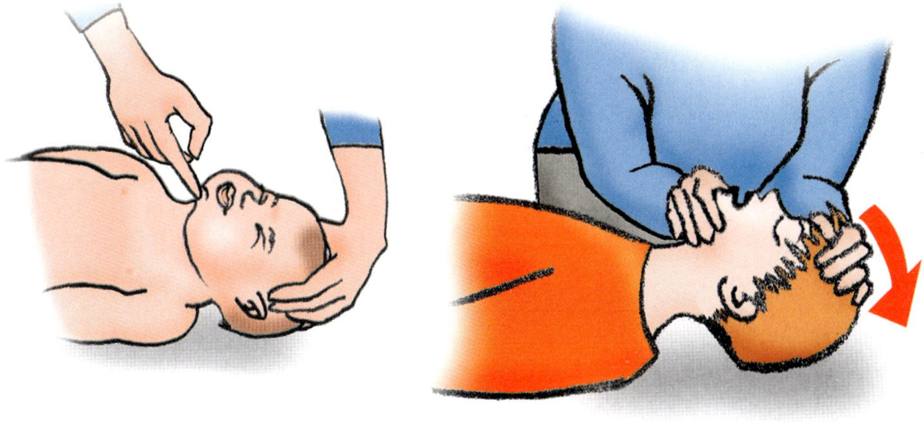

Kinn mit der Hand ganz leicht zurückbeugen (Schnüffelstellung)

Kopf etwas zurückbeugen und die Atmung kontrollieren (Überstreckung)

▲ **Kopfhaltung zur Überprüfung der Atmung beim Säugling (links) und beim älteren Kind bzw. Erwachsenen (rechts).**

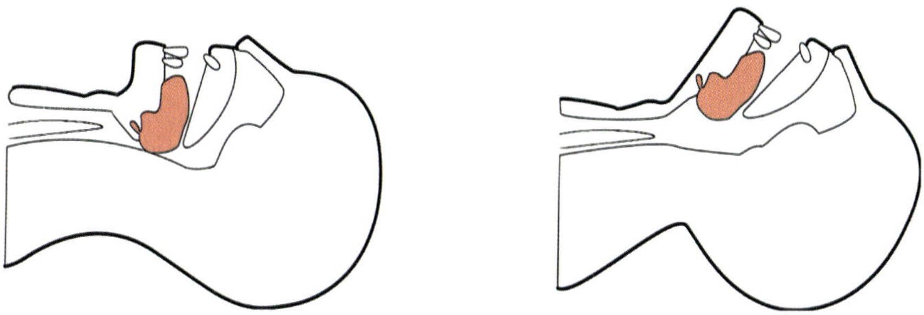

▲ **Die Zunge verlegt die Atemwege. Durch Überstrecken des Kopfes werden die Atemwege wieder frei.**

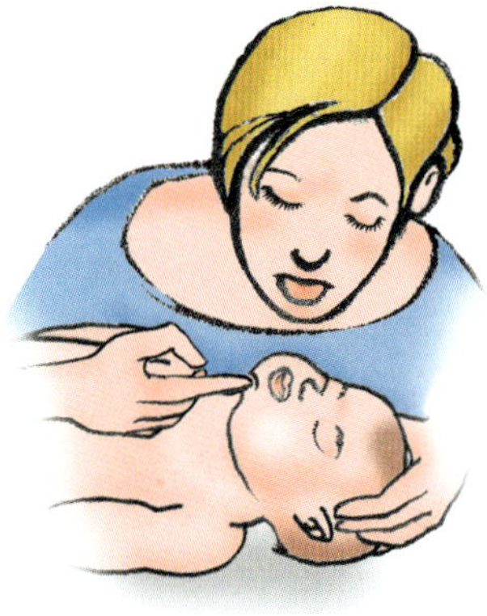

Mund und Nase gemeinsam beatmen

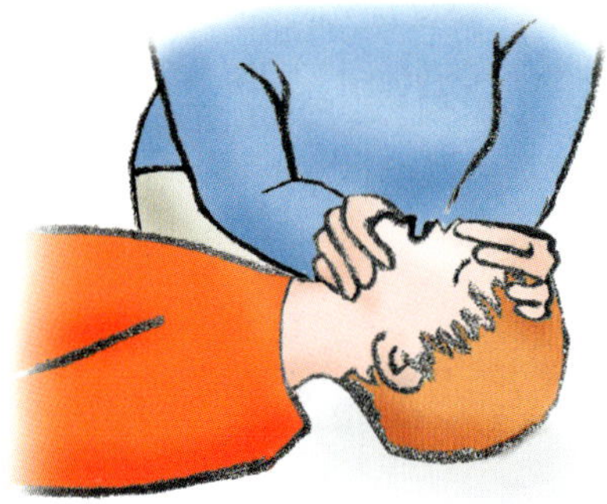

Nase fest verschließen und Luft in den Mund blasen

▲ Wenn das verletzte Kind trotz Überstrecken des Kopfes nicht atmet, führen Sie eine Atemhilfe durch.

- Hören Sie zusätzlich auf Atemgeräusche. Bei vorhandener Atmung legen Sie das Kind in Seitenlage.
- Wenn Sie keine Atmung feststellen, müssen Sie sofort fünfmal beatmen.

Atemhilfe beim Säugling Wenn der Säugling bewusstlos ist und trotz Überstrecken des Kopfes (Schnüffelstellung) nicht mehr atmet, wird zunächst fünfmal beatmet. Hierzu wird mit dem Mund die Nase und der Mund des Säuglings umschlossen und der Luftinhalt des eigenen Mundes eingehaucht, gerade so viel, dass sich der Brustkorb des Säuglings hebt.

Atemhilfe beim Kleinkind/Kind Wenn das Kind bewusstlos ist und trotz Überstrecken des Kopfes nicht mehr atmet, wird zunächst fünfmal beatmet. Dazu wird der Kopf des Kindes überstreckt und die Nase des Kindes mit Daumen und Zeigefinger verschlossen. Der eigene Mund wird auf den geöffneten Mund des Kindes gesetzt. Dann wird vorsichtig Luft eingeblasen, gerade so viel, dass sich der Brustkorb hebt.

Störungen von Kreislauf und Herz

Sind auch bei wiederholter Atemkontrolle keine Atmung oder sonstige Lebenszeichen feststellbar, muss mit der Herz-Lungen-Wiederbelebung begonnen werden.

Das Herz-Kreislauf-System

Das menschliche Gehirn reagiert besonders empfindlich auf einen Sauerstoffmangel. Nur etwa fünf Minuten kann es ohne Sauerstoff überleben. Bei einem Atem- und Kreislaufstillstand haben Sie als Ersthelfer eine besondere Chance: Sie sind innerhalb der ersten fünf Minuten beim notfallbetroffenen Kind! Bis der Rettungsdienst alarmiert und angefahren ist, vergeht meistens eine längere Zeitspanne. Deshalb ist rasche Hilfe notwendig, um die Zeit bis zum Eintreffen des Rettungsdiensts zu überbrücken. In den allermeisten Fällen ist nur mit der Hilfe des unmittelbar anwesenden Ersthelfers eine erfolgreiche Wiederbelebung möglich. Diese Maßnahmen können an geeigneten Übungsgeräten trainiert werden. Sie können diese Fertigkeiten in regelmäßigen Abständen in geeigneten Lehrgängen auffrischen!

Was passiert eigentlich bei einer Herz-Lungen-Wiederbelebung? Das Herz, die Lungenflügel sowie die großen Blutgefäße liegen im Brustkorb, der vom Brustbein, den daran fixierten Rippen und der Wirbelsäule gebildet wird. Bei der äußeren Herzdruckmassage wird das Herz zwischen dem flachen Knochen des Brustbeins und der Wirbelsäule zusammengedrückt. Auf diese Weise wird das Blut aus dem Herzen gepresst und das natürliche Zusammenziehen des Herzens, die Kontraktion, ersetzt. Sobald das Brustbein entlastet wird, dehnt sich das Herz aus und füllt sich erneut mit Blut. Durch den Wechsel von Be- und Entlastung des Brustbeins bei der Herzdruckmassage wird die Pumpfunktion des Herzens ersetzt. Dies reicht aus, um die lebenswichtigen Organe mit Sauerstoff zu versorgen und so deren Überleben zu ermöglichen. Die Herzdruckmassage ist dann besonders wirksam, wenn die folgenden Punkte berücksichtigt werden.

Herz-Lungen-Wiederbelebung beim Säugling (bis ein Jahr)

Reagiert ein Säugling weder auf Ansprechen noch auf Rütteln, veranlassen Sie zunächst einen Notruf. Sind weiterhin keine Atembewegungen zu sehen, keine Ausatemluft zu fühlen und keine Atemgeräusche zu hören, führen Sie fünf Beatmungen durch. Hierzu wird der Kopf leicht überstreckt und fünfmal über Mund und Nase des Säuglings Luft eingehaucht. Ist auch nach diesen fünf Beatmungen bei der wiederholten Atemkontrolle keine Atmung feststellbar, verfahren Sie wie folgt:

- Der Säugling wird mit entkleidetem Oberkörper rücklings auf eine flache, unnachgiebige Unterlage gelegt.
- Zwei Finger einer Hand werden auf das untere Drittel des Brustbeins gelegt, wobei die Fingerkuppen dabei senkrecht auf dem Brustbein stehen. Mit der anderen Hand wird der Kopf in der leicht überstreckten Position gehalten (Schnüffelstellung). Nun wird das Brustbein 30-mal etwa 2 cm tief in Richtung Wirbelsäule gedrückt. Hierbei sollte eine Frequenz von 100 Kompressionen pro Minute erreicht werden, um die normale Herztätigkeit zu ersetzen.
- Nach 30 Herzdruckmassagen folgen zwei Beatmungen.

Die Herz-Lungen-Wiederbelebung wird im Wechsel von 30 Herz-Druck-Massagen und zwei Beatmungen fortgesetzt, wobei beim Wechsel von Beatmung und Druckmassagen möglichst keine Pausen entstehen sollten.

Diese Maßnahmen führen Sie durch, bis

- eine Eigenatmung des Säuglings zu sehen, hören oder fühlen ist, oder
- der Rettungsdienst eintrifft und Ihre Maßnahmen übernimmt.

Sind Sie als Ersthelfer in dieser Situation allein und konnten bis dahin noch keinen Notruf veranlassen, unterbrechen Sie die Herz-Lungen-Wiederbelebung nach einer Minute, um einen Notruf abzusetzen. Anschließend führen Sie die Wiederbelebung wie beschrieben fort.

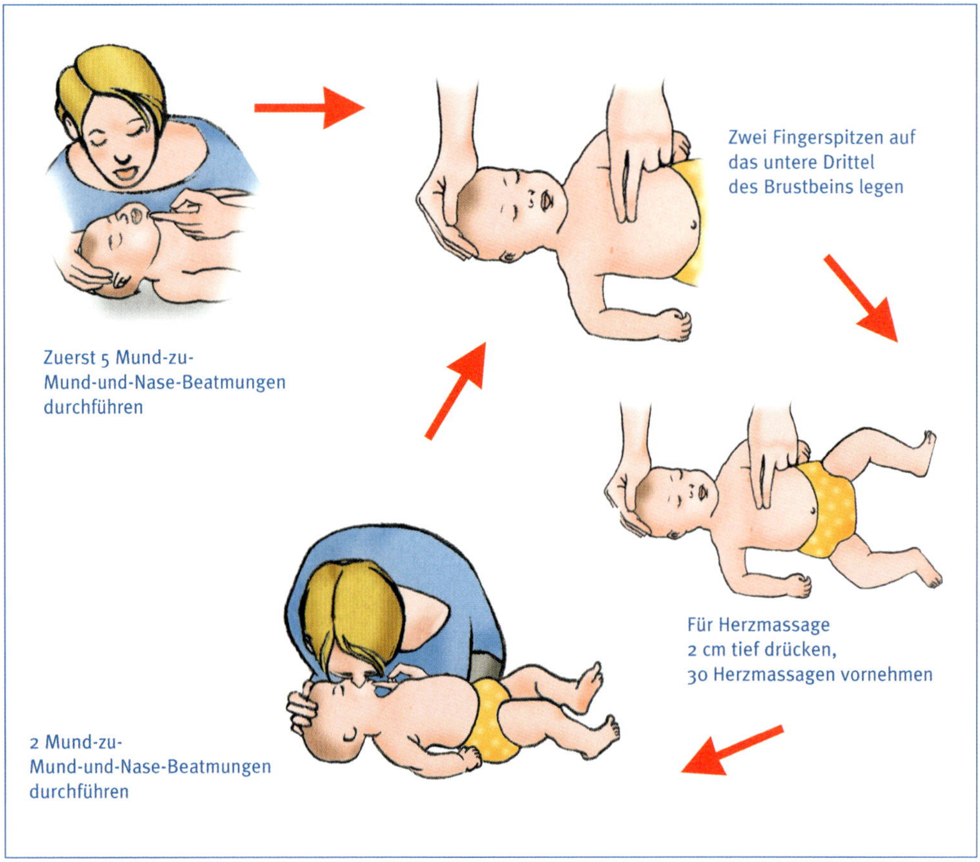

▲ Bei der Herz-Lungen-Wiederbelebung bei Säuglingen wechseln 30 Herzmassagen und zwei Mund-zu-Mund-und-Nase-Beatmungen ab.

Herz-Lungen-Wiederbelebung bei Kindern

Reagiert ein älteres Kind weder auf Ansprechen noch auf Rütteln, veranlassen Sie zunächst einen Notruf. Sind weiterhin keine Atembewegungen zu sehen, keine Ausatemluft zu fühlen und keine Atemgeräusche zu hören, führen Sie fünf Beatmungen durch.

- Hierzu wird der Kopf überstreckt und zu Beginn fünfmal über den Mund des Kindes Luft eingeblasen. Ist auch nach diesen fünf Beatmungen bei der wiederholten Atemkontrolle keine Atmung feststellbar, wird das Kind rücklings auf eine flache, unnachgiebige Unterlage gelagert.
- Nun schieben Sie die Bekleidung des Kindes nach oben. Der Handballen einer Hand wird auf das untere Drittel des Brustbeins gelegt. Dabei wird der Ellenbogen durchgestreckt und die Schulter befindet sich senkrecht über dem Druckpunkt. Nun wird das Brustbein 30-mal etwa 3 bis 4 cm tief in Richtung Wirbelsäule gedrückt. Hierbei sollte eine Frequenz von 100 Kompressionen pro Minute erreicht werden, um die normale Herztätigkeit zu ersetzen. Nach 30 Herzdruckmassagen folgen jeweils zwei Beatmungen.

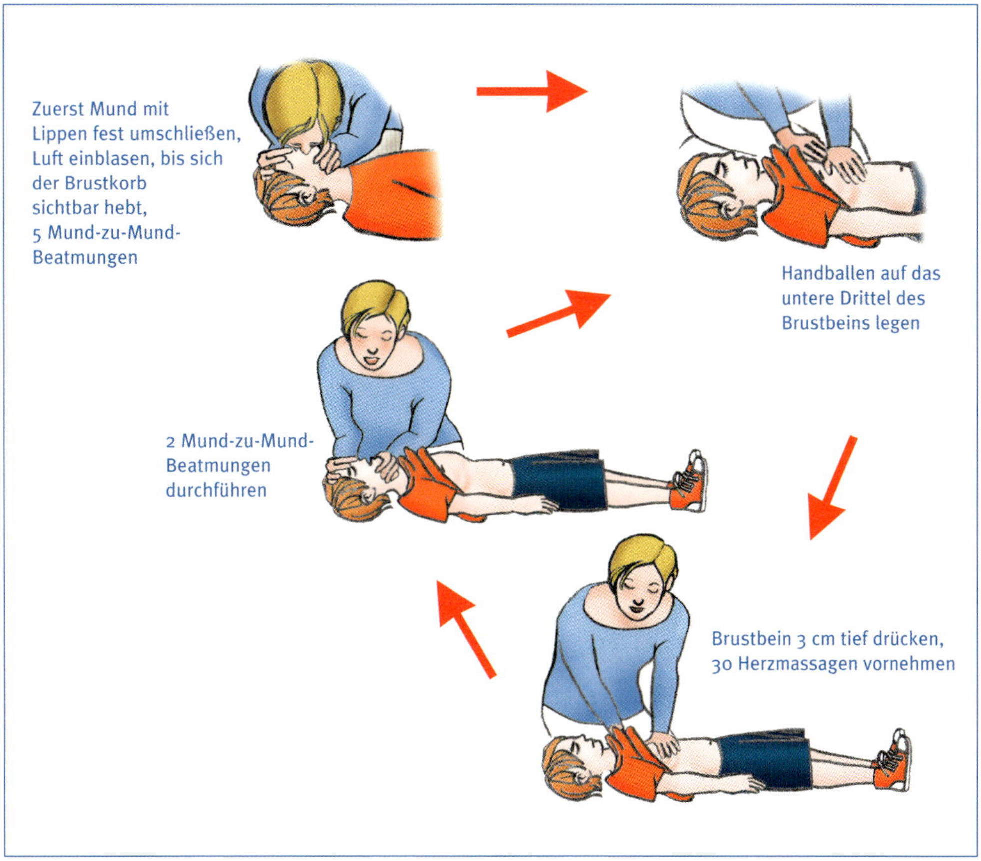

▲ Bei der Herz-Lungen-Wiederbelebung eines älteren Kindes wechseln 30 Herzmassagen und zwei Mund-zu-Mund-Beatmungen ab.

Die Herz-Lungen-Wiederbelebung wird im Wechsel von 30 Herz-Druck-Massagen und zwei Beatmungen fortgesetzt, wobei beim Wechsel von Beatmung und Druckmassagen möglichst keine Pausen entstehen sollten.

Diese Maßnahmen führen Sie durch, bis
- eine Eigenatmung des Kindes zu sehen, hören oder fühlen ist, oder
- der Rettungsdienst eintrifft und Ihre Maßnahmen übernimmt.

Hinweis: Wenn die Kraft einer Hand nicht ausreicht, kann die zweite Hand gekreuzt über die erste gesetzt werden.

Was ist ein Schock?

Ein Schock kann verschiedene Ursachen haben: eine starke Blutung oder eine allergische Reaktion, aber auch starker Flüssigkeitsverlust durch Verbrennungen, anhaltenden Durchfall oder Erbrechen.

Ein Schock ist am einfachsten am Beispiel einer starken Blutung zu verstehen. Durch den Blutverlust steht dem Kreislauf nicht mehr genügend Blut zur Verfügung, das die Blutgefäße füllt und den Transport des lebensnotwendigen Sauerstoffs gewährleistet. Während das Blutgefäßsystem unverändert groß bleibt, nimmt die darin zirkulierende Blutmenge ab. Deshalb fällt der Blutdruck ab.

Der Körper versucht, diesen Mangel auszugleichen, indem er den Herzschlag erhöht, um die noch vorhandene Blutmenge schneller durch den Körper zu pumpen. So gelangt, obwohl weniger Blut als Trägerflüssigkeit für den Sauerstoff vorhanden ist, doch noch relativ viel des lebenswichtigen Sauerstoffs an die Organe.

Im nächsten Schritt stellt der Körper die Blutgefäße der Muskulatur und der Haut enger; Arme und Beine werden schwächer durchblutet. Die wichtigsten Organe – Gehirn, Herz, Lunge und Nieren – werden nun vorrangig weiter mit Blut und Sauerstoff versorgt. Deshalb sieht das betroffene Kind blass aus und friert, die Haut fühlt sich kalt an. Der Körper kann diese Maßnahmen aber nur vorübergehend durchführen; ohne Behandlung versagt das Kreislaufsystem. Deshalb sind beim Auftreten von Schockkennzeichen rasch einige einfache Maßnahmen zu ergreifen.

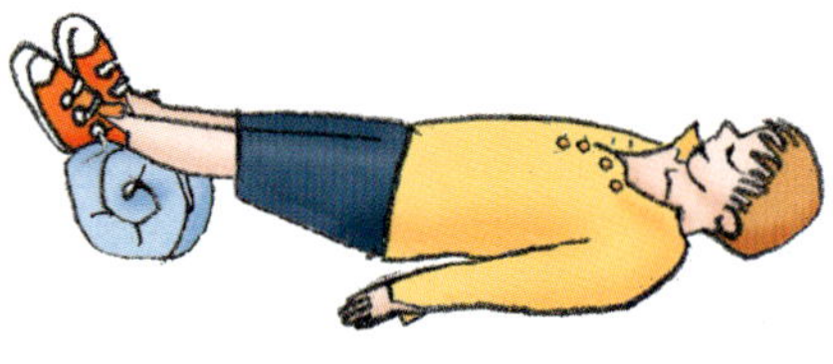

▲ Beruhigen Sie das Kind und halten Sie es warm.

INFO

Fünf typische Schockkennzeichen:

- kalte Haut
- Blässe
- Frieren
- kalter Schweiß auf der Stirn
- auffallende Unruhe

Die notwendigen Maßnahmen sind leicht abzuleiten:
- Überprüfen der lebenswichtigen Funktionen.
- Ist das Kind ansprechbar, wird es in die Schocklage gebracht, indem es flach auf den Rücken gelegt wird und die Beine 20 bis 30 cm höher gelagert werden.
- Da das Kind friert, wird es warm zugedeckt.
- Da es Angst hat und unruhig ist, muss es beruhigt werden. Wichtig ist hierbei Ruhe und der Schutz vor Herumstehenden.
- Notruf veranlassen.

Die lebenswichtigen Funktionen werden fortlaufend kontrolliert. Sollte das Kind bewusstlos werden, wird es bei erhaltener Eigenatmung in die Seitenlagerung gebracht. Die Seitenlagerung hat Vorrang vor der Schocklage, da nur die Seitenlage vor einem möglichen

Ersticken schützt. Bei einem Schock besteht im Übrigen Ess- und Trinkverbot!

Die Schocklage wird nicht angewendet bei
- Bewusstlosigkeit,
- Schädelverletzungen,
- Atemnot und
- plötzlichen Schmerzen im Brust- und/oder Bauchraum.

Bedrohliche Blutungen

Stark blutende Wunden ziehen immer besondere Aufmerksamkeit auf sich, obwohl sie meistens harmloser sind als sie aussehen. Nur stark spritzende oder fließende Blutungen können einen Schock verursachen, da sich dann die im Blutgefäßsystem fließende Blutmenge so stark verringert, dass das Blut die Organe nicht mehr ausreichend mit Sauerstoff versorgen kann. Lebensbedrohliche Blutungen erfordern rasches Handeln. Bei bedrohlichen Blutungen kann mit den folgenden Maßnahmen wirksam geholfen werden:

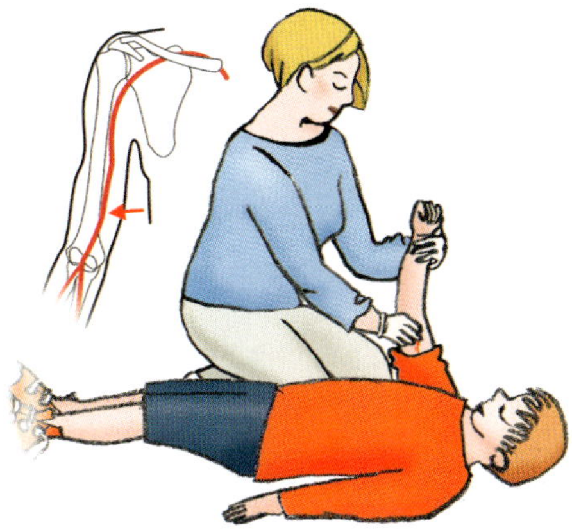

Schlagader fest an den Knochen drücken

▲ Pressen Sie die Schlagader fest auf den Knochen. So unterbrechen Sie den Blutfluss.

Blutungen am Arm

Knien Sie seitlich am Kopf des verletzten Kindes und halten den verletzten Arm hoch. Mit Zeige-, Mittel- und Ringfinger ertasten Sie dann den Oberarmknochen des Kindes, der unterhalb des Bizeps liegt, und drücken die unterhalb dieses Muskels liegende Schlagader fest auf den Knochen.

Blutungen am Bein

Knien Sie an der unverletzten Seite des Kindes und pressen mit dem Daumen die Arterie in der Mitte der gegenüberliegenden Leistenbeuge gegen den darunterliegenden Knochen. Da diese Maßnahme sehr viel Kraft kostet, wird es nicht möglich sein, sie bis zum Eintreffen des Rettungsdiensts durchzuführen. Sie muss daher durch das Anlegen eines Druckverbands

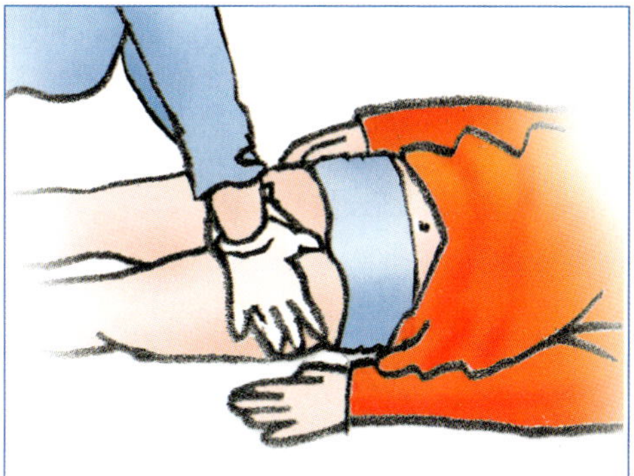

mit dem Daumen in der Leistenbeuge fest drücken

▲ Unterbrechen Sie den Blutfluss, indem Sie die Arterie gegen den Knochen drücken.

RICHTIG HANDELN

Anlage eines Druckverbands mit Verbandpäckchen

- Verbandpäckchen öffnen, ohne die sterile Wundauflage zu berühren.
- Sterile Wundauflage, die an die Binde angenäht ist, auf die Wunde legen.
- Wundauflage mit einigen Bindengängen befestigen.
- Dann ein Druckpolster, etwa eine Binde oder notfalls ein mehrfach gefaltetes Taschentuch, über dem Wundbereich auf den Verband legen.
- Das Druckpolster mit weiteren Bindengängen unter Zug befestigen, da vor allem mit dem ausgeübten Druck die Wunde verschlossen wird.
- Den Verband über dem Druckpolster verknoten.

abgelöst werden. In jedem Fall ist der Notruf umgehend zu veranlassen.

Druckverband

Ein Druckverband ist am leichtesten mithilfe eines Verbandpäckchens und eines Dreiecktuchs anzufertigen. Beide Materialien befinden sich in den üblichen Verbandkästen. Gerade ein Verbandpäckchen eignet sich gut für verschiedene Wundversorgungen und ist daher bei Ausflügen ein wertvoller Begleiter.

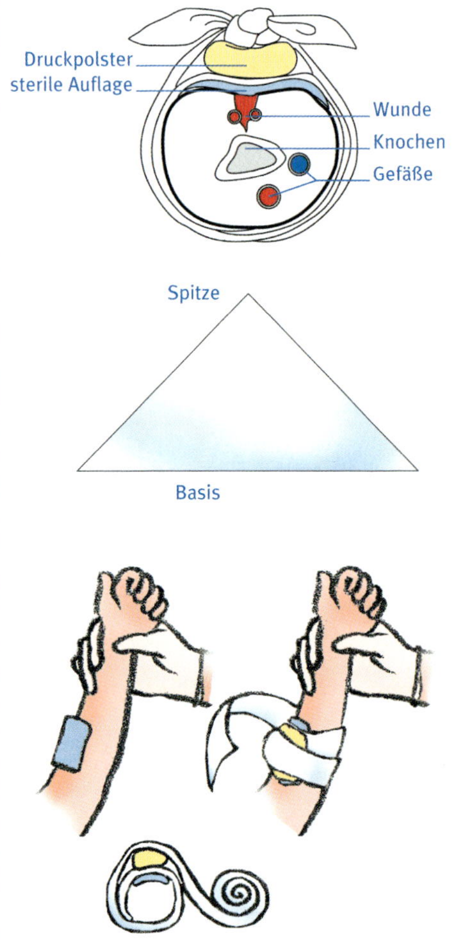

Druckpolster über den Wundbereich legen

▲ **Das Druckpolster sorgt für den Verschluss der Wunde.**

Verbandäckchen gibt es in unterschiedlichen Breiten. Sie bestehen immer aus einer sterilen Wundauflage, die fest mit einer Binde verbunden ist. Die Dreiecktücher sind nicht steril, sondern dienen ausschließlich zur Befestigung steriler Wundauflagen. Durch Aufrollen von der Basis zur Spitze kann man aus einem Dreiecktuch eine sogenannte Krawatte herstellen, die besonders beim Druckverband hilfreich ist.

Ihre Hausapotheke

Auf die kleinen Notfälle im Zusammenleben sollte man gut vorbereitet sein. Hier finden Sie einen Vorschlag für eine sinnvoll ausgestattete Hausapotheke. Denken Sie daran, den Inhalt regelmäßig zu überprüfen und für Kinder unerreichbar aufzubewahren! Sinnvoll ist es, wenn Sie das Material in einer Tasche aufbewahren, die Sie dorthin mitnehmen können, wo Sie das Material vielleicht benötigen. Zur Aufbewahrung eignet sich ein kühler, trockener Raum – etwa das Elternschlafzimmer. Ersetzen Sie entnommene Materialien sobald wie möglich und überprüfen Sie regelmäßig die Medikamente auf ihr Verfallsdatum.

Empfehlenswerter Inhalt:

- 1 Rolle Heftpflaster
- 1 Karton Wundschnellverband
- 10–20 steril verpackte Kompressen
- 1 großes Verbandpäckchen
- 3 mittlere Verbandpäckchen
- 2 kleine Verbandpäckchen
- 1 Verbandtuch BR
- 1 Verbandtuch A
- 2 Dreiecktücher
- 8 Fixierbinden verschiedener Breite
- 1 Verbandschere mit abgeknicktem Kopf
- 1 Packung Sicherheitsnadeln
- 1 Fieberthermometer
- 1 Mundspatel
- 1 Wärmeflasche
- 1 Kälte-/Wärmepackung
- 1 Pinzette, ggf. Zeckenzange
- 1 Päckchen Einmalhandschuhe
- 1 Taschenlampe

Vom Arzt verschriebene Medikamente einschließlich der Beipackzettel, Broschüren und Merkblätter sowie Kohletabletten, Zäpfchen gegen Fieber, die für Ihr Kind geeignet sind.

Gegebenenfalls können Sie Ihre Hausapotheke ergänzen durch verschiedene Tees wie:

- Fenchel-Kümmel-Anis-Tee gegen Blähungen
- Kamillentee gegen Magenschmerzen
- Salbeitee gegen Erkältungen

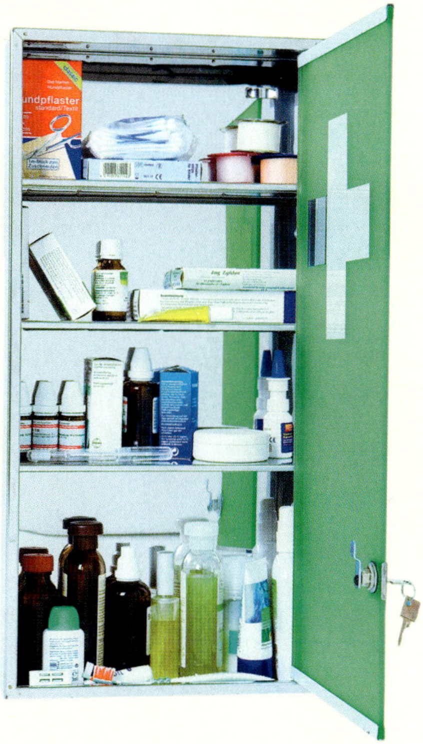

▲ Blick in eine gut geordnete Hausapotheke.

Notruf

Immer wenn eine Störung der lebenswichtigen Funktionen festgestellt wird oder eine solche – etwa beim Verschlucken eines Fremdkörpers – zu erwarten ist, muss möglichst rasch für einen Notruf gesorgt werden.

Am besten bitten Sie eine zweite Person, den Notruf durchzuführen, damit Sie beim Kind bleiben können. Veranlassen Sie den Notruf, sobald Sie einen Überblick über das Geschehen und den Zustand der lebenswichtigen Funktionen gewonnen haben. Je schneller Rettungsdienst oder Notarzt alarmiert werden und je genauer die Angaben über den Notfall sind, desto rascher und angemessener kann fachkundige Hilfe eintreffen. Die einfachste Möglichkeit, einen Notruf abzugeben, ist das Telefon.

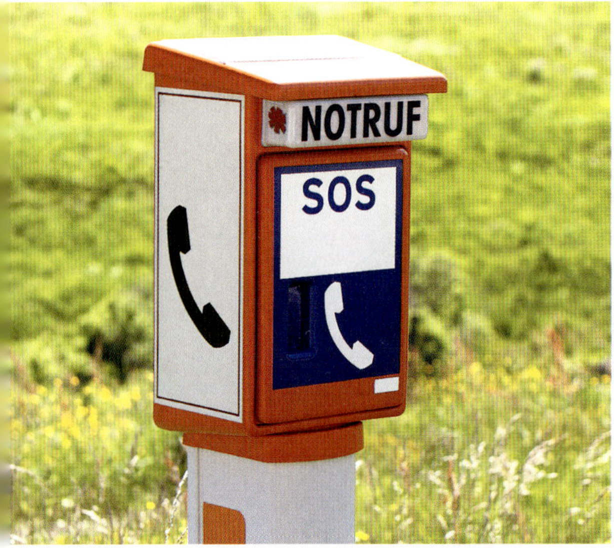

▲ Prägen Sie sich die fünf »W«s des Notrufs gut ein.

INFO

Einheitlich gelten folgende Notrufnummern:

Feuerwehr (meist auch Rettungsdienst)	112
Polizei	110

Die Notrufnummern 112 und 110 sind in Deutschland an allen öffentlichen Fernsprechern kostenfrei, das heißt, zur Anwahl des Notrufs sind weder Geld noch Telefonkarte erforderlich. Auch bei Handys sind diese Telefonnummern kostenfrei nutzbar. In einigen Regionen gelten neben den hier genannten, einheitlichen Rufnummern zusätzliche Telefonnummern, unter denen der Rettungsdienst erreichbar ist. Entsprechende Informationen findet man in der Regel im örtlichen Telefonbuch.

An Autobahnen und einigen Bundesstraßen befinden sich Notrufsäulen. Wenn man den Pfeilen auf den Leitpfosten entlang der Autobahn folgt, gelangt man zur nächsten Notrufsäule. Das Öffnen der Klappe stellt eine Verbindung zur jeweiligen Leitstelle her. Dieser Vorgang kann einige Sekunden dauern, also werden Sie nicht nervös.

Damit die richtige Hilfe schnell zum Notfallort gelangen kann, muss jeder Notruf einige wichtige Informationen enthalten, nach denen die Rettungsleitstelle im Zweifel aber auch selbstständig fragen wird.

INFO

Die fünf »W«s des Notrufs

Wo ist der Notfall geschehen?

Den Notfallort möglichst genau angeben! Dazu gehören nicht nur Straße und Hausnummer, sondern auch der Name an der Klingel und das Stockwerk. Besonders bei Dunkelheit sollte nach Möglichkeit eine Person an der Straße stehen, um den Rettungsdienst einzuweisen. Auf diese Weise können auch herumstehende Personen sehr sinnvoll beschäftigt werden.

Was ist geschehen?

Das Notfallgeschehen sollte kurz geschildert werden. Hinweise auf gegebenenfalls vorhandene besondere Umstände sind hier wichtig, zum Beispiel Einbrechen in eine Eisfläche, Stromunfälle, Vergiftungen oder eingeklemmte Personen bei Verkehrsunfällen.

Welche Art der Erkrankung oder Verletzung liegt vor?

Hier geht es um den Zustand des betroffenen Kindes. Insbesondere die lebenswichtigen Funktionen sind dabei wichtig. Ist das Kind bei Bewusstsein? Atmet es?

Wie viele Betroffene gibt es?

Warten auf Rückfragen!

Die Leitstelle hat möglicherweise noch einige gezielte Fragen oder Hinweise. Beenden Sie also nie das Gespräch von sich aus!

Einige Hausmittel

Hausmittel haben eine lange Tradition und werden als Familienwissen von einer Generation zur nächsten weitergereicht. Sie werden meist dann eingesetzt, wenn ein Familienmitglied zwar unpässlich ist, aber nicht so sehr, dass es den Arzt aufsuchen müsste. Hausmittel ersetzen keine notwendige ärztliche Behandlung. Sie können sie nur unterstützen. Wenn Sie oder Ihr Kind an Allergien leiden, sollten Sie mit Hausmitteln, die Heilkräutern enthalten, äußerst vorsichtig sein.

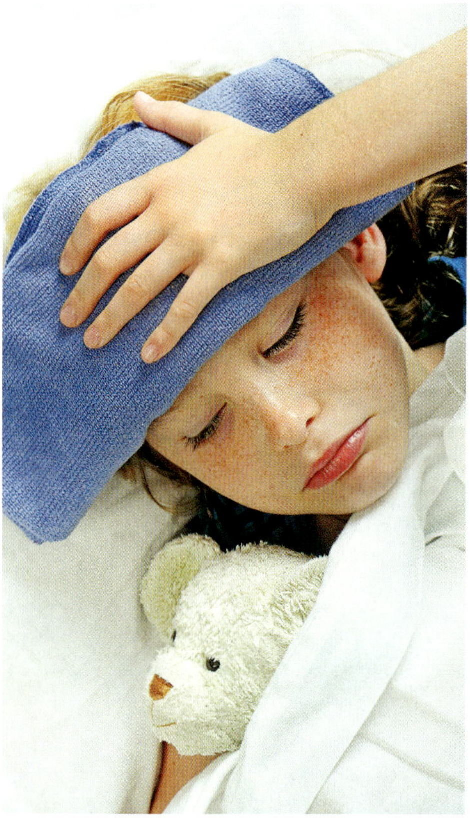

▲ Viele Hausmittel unterstützen den Heilungsverlauf.

Manche der Hausmittel sind auch für die Kleinen interessant. Allerdings gilt auch hier: eine gute Diagnose kommt vor jeder Therapie, und wenn Sie nicht sicher sind, sollten Sie stets zuerst den Kinderarzt aufsuchen.

Inhalieren/Kopfdampfbäder Nicht unbedingt beliebt, aber hochwirksam sind vor allem für Schulkinder die Inhalationen mit Kamille oder Thymian. Das Ganze geht relativ einfach: Zwei Teelöffel Kamille oder Thymian in eine Schüssel geben, heißes Wasser darüber gießen, den Kopf über die Schüssel beugen, mit einem Handtuch abdecken und zehn Minuten einatmen.

Karottensuppe Kleinere Kinder reagieren häufiger auf Erkrankungen mit begleitenden Durchfällen. Dann, aber auch bei allgemeinen Durchfällen, bieten sich Gerbstoffe zur Beruhigung des Darms an. Geben Sie Tees oder Karottensuppe bzw. Karottensud, der entsteht, wenn Karotten eine Stunde lang in Wasser gekocht werden. Natürlich können Sie auch geriebenen Apfel, reife Bananen, Reis oder Zwieback anbieten.

Kirschkernkissen Heiße Kirschkernkissen sind ein gutes Hausmittel bei Blähungen und Bauchschmerzen. Sie werden im Backofen erwärmt und halten die Wärme genauso gut wie Wärmeflaschen. Sie können, wenn sie im Gefrierfach gelagert werden, auch zum Kühlen verwendet werden.

Körperwickel Bei stark erhöhter Temperatur senken Puls-, Waden- oder Körperwickel die Temperatur auf natürliche Weise und stärken so den Kreislauf. Bei den ganz Kleinen bieten sich auch Körperwaschungen an.

Reflexzonenmassage Viele Hebammen empfehlen bei Blähungen auch eine Fußreflexzonenmassage, die an den Akupressurpunkten an den Fußsohlen ansetzt.

Warme Brustwickel Viele Erkältungskrankheiten und Infekte werden oft von Husten begleitet. Wärme auf der Brust kann da manchmal das Abhusten erleichtern. Ein Heilwollewickel hält zum Beispiel die Brust warm, wirkt beruhigend aufs Kind und lässt es besser atmen.

Wassertreten Wenn Ihr Kind häufiger kalte Füße hat, können Sie es Wassertreten lassen. Füllen Sie die Badewanne mit 18 °C kaltem Wasser, dass es Ihrem Kind bis zur Mitte der Waden reicht. Lassen Sie Ihr Kind dann 30 Sekunden im Wasser stapfen und dabei jedes Mal den ganzen Fuß aus dem Wasser heben.

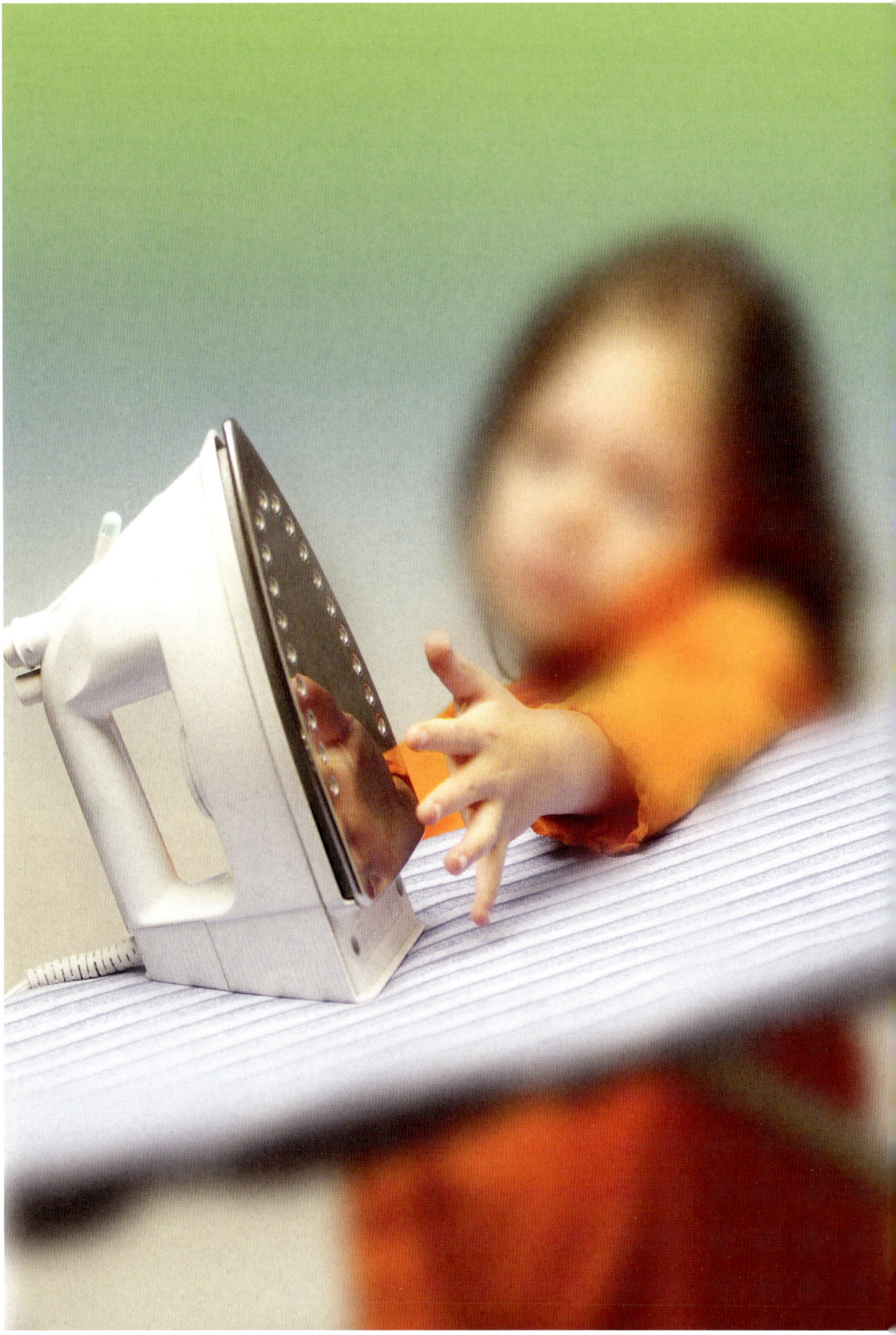

Das ABC der Notfälle – Was sonst noch alles passieren kann

Glücklicherweise münden nicht alle Notfallsituationen gleich in lebensbedrohlichen Zuständen. Dennoch gibt es eine Reihe von Situationen mit akuten Erkrankungen oder Verletzungen, in denen rasches und umsichtiges Handeln notwendig ist, damit sich die Situation nicht verschlechtert. Die nachfolgend Genannten gehören dazu. Auch hier gilt: Mit der nötigen Ruhe und Umsicht sind auch diese Situationen gut zu meistern.

Asthmaanfall

Asthma ist eine chronische Erkrankung, bei der es immer wieder zu Anfällen von Atemnot kommt. Durch gezielte medikamentöse Therapie und Vermeidung der auslösenden Faktoren ist zumindest eine Linderung der Beschwerden möglich.

Bei einem Asthmaanfall verengen sich die Bronchien, weil die Muskulatur sich zusammenzieht; zäher Schleim wird ausgesondert. Die verengten Bronchien setzen dem Ausatmungsvorgang einen erhöhten Widerstand entgegen. Dadurch ist die Ausatmung zeitlich verlängert. Mitunter kommt es zu den typischen pfeifenden Atemgeräuschen während der Ausatemphase. Ausgelöst werden kann der Anfall durch Allergene, durch Viren oder Bakterien oder durch psychische Belastung.

Das typische Krankheitsbild des Asthmaanfalls sieht folgendermaßen aus:

- Das Kind ist unruhig und hat Angst.
- Die Haut ist kaltschweißig.
- Man hört ein pfeifendes, keuchendes Ausatemgeräusch.
- Das Kind zeigt zunehmende Atemnot.
- Seine Lippen, später das Gesicht verfärben sich bläulich.

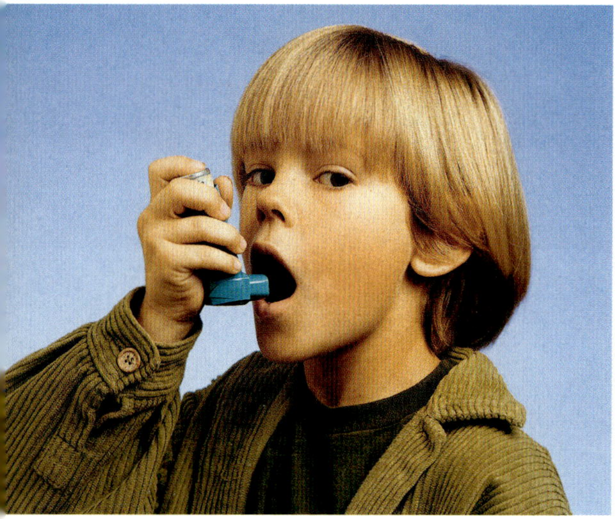

▲ Ist bei Ihrem Kind eine Asthmaerkrankung bekannt, so kann es sich selber mit einem Dosierspray helfen.

RICHTIG HANDELN

Asthmaanfall

- Besonders wichtig ist, dass das Kind beruhigt wird.
- Lagern Sie das Kind nach seinen Wünschen, am besten jedoch mit erhöhtem Oberkörper und veranlassen Sie den Notruf.
- Öffnen Sie das Fenster, damit kühle Luft hereinströmen kann.
- Geben Sie beruhigende Atemanweisungen zum langsamen, tiefen Ein- und Ausatmen.
- Wird das Kind bewusstlos, stehen die Überprüfung der lebenswichtigen Funktionen und die daraus folgenden Maßnahmen im Vordergrund.

Augenverletzungen

Schmerzen, Tränenfluss oder eine Rötung des Augenbindegewebes sowie Sehstörungen können auf einen Fremdkörper im Auge hindeuten. Fremdkörper können unterschiedlicher Natur sein. Von daher ist auch die Vorgehensweise beim Entfernen nicht immer gleich.

RICHTIG HANDELN

Augenverletzungen

Fremdkörper aus Metall, Holz oder hartem Kunststoff:

- Fremdkörper im Auge belassen, um weitere Verletzungen zu vermeiden!
- Das Kind beruhigen.
- Vorsichtig eine keimfreie Zellstoffmullkompresse auf das verletzte Auge legen.
- Die Kompresse mit einer Dreieckstuchkrawatte über beide Augen sanft befestigen. So werden beide Augen ruhiggestellt und verhindert, dass der Fremdkörper bei Drehbewegungen des Auges reibt.
- Jeden Druck auf das Auge vermeiden und dem Kind erklären, was gerade geschieht.
- Notruf veranlassen oder den nächsten Augenarzt verständigen.

Sandkorn, Insekt, Wimper oder ähnliches:

- Das Kind beruhigen und erklären, was gerade geschieht.
- Befindet sich der Fremdkörper unter dem Oberlid: Das Kind nach unten blicken lassen und vorsichtig das Oberlid über das Unterlid ziehen, damit die Unterseite des Oberlids von den Wimpern des Unterlids abgewischt wird.
- Befindet sich der Fremdkörper unter dem Unterlid: Das Kind nach oben sehen lassen, vorsichtig das Unterlid herunterziehen und den Fremdkörper mit einem sauberen Taschentuchzipfel nach unten oder zur Nase hin wegwischen.

Führen diese Maßnahmen zu keinem Erfolg: Notruf veranlassen oder den nächsten Augenarzt verständigen.

Flüssigkeit:

- Das Kind beruhigen und erklären, was gerade geschieht.
- Das betroffene Auge mit Wasser von innen nach außen – also von der Nase weg! – ausspülen.
- Notruf veranlassen oder den nächsten Augenarzt verständigen.

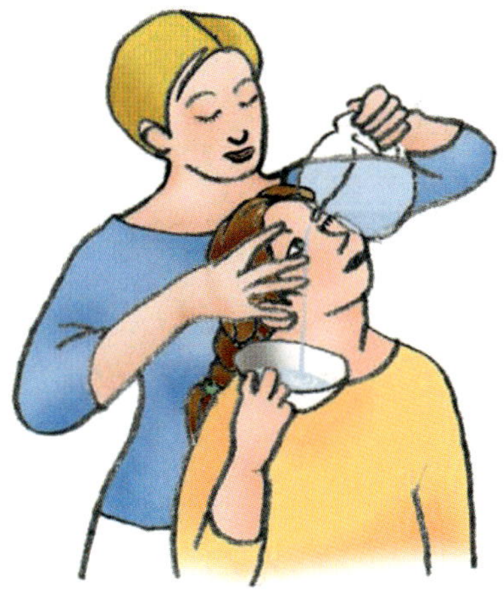

Fremdkörper vorsichtig ausspülen, mit Schüssel Wasser auffangen

▲ Manchmal können Sie einen Fremdkörper selber ausspülen. Achten Sie darauf, das Wasser von der Nase weglaufen zu lassen.

Bauchverletzungen

Durch Gewalteinwirkung auf den Bauch oder Rücken kann es zu einer Verletzung des Bauches und der inneren Bauchorgane kommen. Dabei besteht die Gefahr von Blutungen unter die Bauchdecke, die einen Schock verursachen können. Außerdem kann es durch den Austritt von Magen-, Darm- oder Blaseninhalt in den Bauchraum zu Infektionen kommen.

Deshalb ist es wichtig, dass nach einem entsprechenden Unfall auf einige typische Anzeichen geachtet wird:

- Die Bauchdecke ist stark gespannt und fühlt sich bretthart an.
- Blutergüsse auf dem Bauch oder Rücken deuten auf eine Gewalteinwirkung hin.
- Möglicherweise ist die Kleidung des Kindes am Bauch oder Rücken zerrissen oder man erkennt eine offene Wunde.

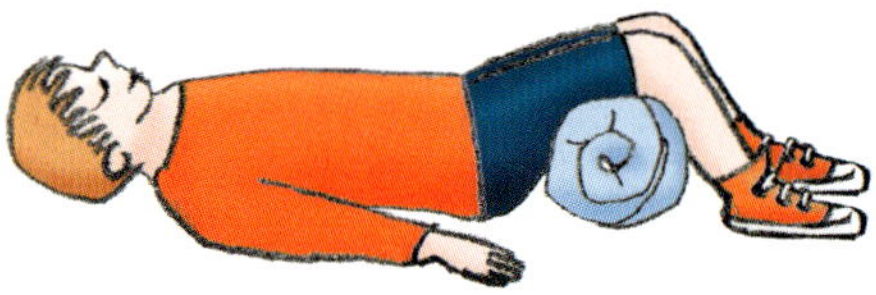

▲ Mit einer Decke unter den Beinen kann das verletzte Kind den Bauch entspannen.

RICHTIG HANDELN

Verletzungen des Bauches und der Bauchorgane

Da Blutungen im Bauch durch den Ersthelfer weder direkt zu erkennen noch zu stoppen sind, müssen die folgenden Maßnahmen durchgeführt werden:

- Beruhigen des Kindes.
- Überprüfen der lebenswichtigen Funktionen.
- Lagern des Kindes nach seinem Wunsch. Ein Kissen oder eine Decke unter den Knien hilft, die Bauchdecke zu entspannen.
- Notruf veranlassen.
- Nichts zu essen oder zu trinken geben.
- Offene Wunden mit einem Verbandtuch locker abdecken.

Beinahe-Ertrinken

Wasser übt bereits auf Kleinkinder eine große Anziehungskraft aus. Eine Fehleinschätzung der unterschiedlichen Gefahren in Seen oder Schwimmbädern kann zum Ertrinkungsunfall führen:

Erschöpfung und Unterkühlung Durch zu langes Schwimmen können Kinder leicht unterkühlen und ermüden. Dies sind die häufigsten Ursachen von Ertrinken. Zunächst dringt Wasser in Mund und Rachen ein, der Atem wird angehalten, eine erhebliche Wassermenge geschluckt. Dadurch kann Erbrechen ausgelöst werden. Anschließend kommt es zu heftigen Atembewegungen, wodurch Wasser und möglicherweise Erbrochenes eingeatmet – aspiriert – wird, was zu Schädigungen der Lungenbläschen führt.

Stimmritzenkrampf Es kann jedoch auch sein, dass das Wasser, welches in Mund und Rachen eindringt, einen Stimmritzenkrampf auslöst. Jetzt besteht die Gefahr des Erstickens, wenn sich der Krampf nicht rechtzeitig löst. Da in diesem Fall die Lunge nicht durch eindringendes Wasser geschädigt ist, bestehen besonders hier gute Überlebens- und Wiederbelebungschancen.

Verschlucken von Wasser Aber auch nach dem Verschlucken von Wasser begünstigt das Absinken der Körpertemperatur durch das kühle Wasser eine erfolgreiche Wiederbelebung, zumal Kinder einen Sauerstoffmangel eine längere Zeit überleben als Erwachsene.

Nach jeder Form des Beinahe-Ertrinkens besteht die Gefahr der Lungenschädigung und des Kreislaufversagens. Anzeichen dafür (Atemnot) können sich 15 Minuten oder auch noch 48 Stunden nach dem Unfallereignis herausbilden. Deshalb ist in jedem Fall eine ärztliche Behandlung notwendig.

An erster Stelle der Maßnahmen steht die Rettung des betroffenen Kindes aus dem Wasser. Befindet es sich in tieferem Gewässer, schwimmt man es von hinten an, ruft ihm zu und fasst es von hinten an Kinn und Wangen. Das Kind wird, auf dem Rücken schwimmend, an Land gezogen. Dabei ist darauf zu achten, dass Mund und Nase nicht unter der Wasseroberfläche liegen. An Land folgt das bereits bekannte Vorgehen wie bei Notfallpatienten:

Das Kind wird flach auf den Rücken gelegt und die lebenswichtigen Funktionen sofort überprüft. Wasser, Erbrochenes und andere Fremdkörper werden aus dem Mund entfernt, indem der Mund geöffnet und der Kopf zur Seite gedreht wird.

Möglicherweise in die Lunge gelangtes Wasser kann nicht durch den Ersthelfer entfernt werden; alle Versuche dazu sind verlorene Zeit!

RICHTIG HANDELN

Beinahe-Ertrinken

- Überprüfen der lebenswichtigen Funktionen und Durchführen der notwendigen Sofortmaßnahmen.
- Notruf veranlassen.
- Warm halten durch Zudecken.
- Bei ansprechbaren Beinahe-Ertrunkenen: Beruhigen, Warmhalten und Notruf (Gefahr eines Lungenödems!)

Brustkorbverletzungen

Nach schweren Stürzen auftretende starke Schmerzen im Brustbereich, insbesondere beim Atmen, deuten auf eine Brustkorbverletzung hin. Vorrangig ist es hierbei, einerseits das Atmen zu erleichtern und andererseits ggf. vorhandene offene Wunden in diesem Bereich zu versorgen:

- Bringen Sie das Kind in eine halb aufrechte Position und stützen Sie es entsprechend ab.
- Bedecken Sie eine ggf. vorhandene Wunde mit einer sterilen Kompresse.
- Bei tieferen Wunden, sichtbaren Knochenenden und zunehmender Atemnot decken Sie die Wunde zusätzlich mit einer Klarsichtfolie luftdicht ab.
- Lagern Sie das Kind dann, durch Kissen abgestützt, zur verletzten Seite hin und führen Sie einen Notruf durch.

Lagern Sie das verletzte Kind
in halb aufrechte Stellung

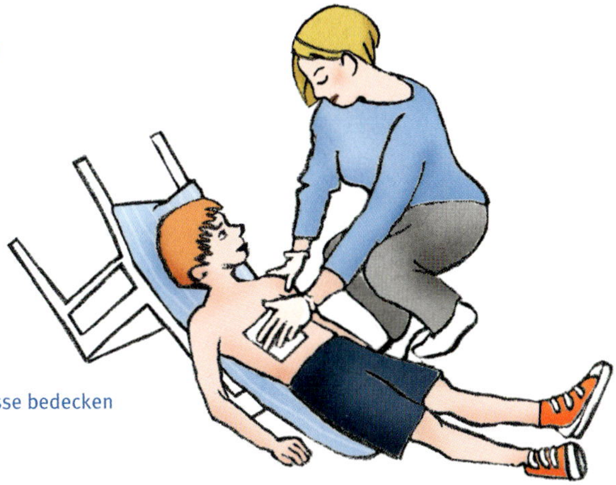

Wunde mit sauberer Kompresse bedecken

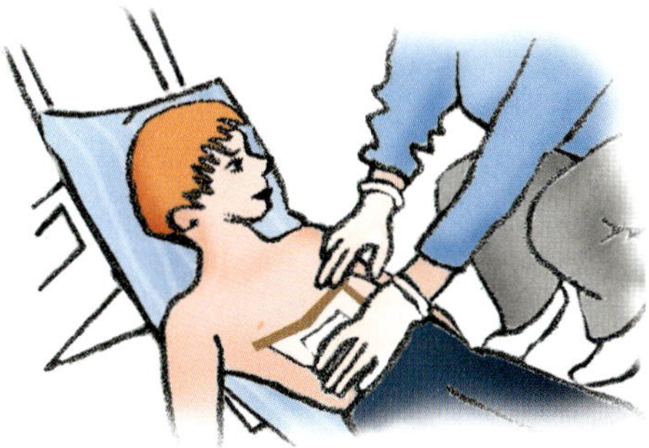

Bei Atemnot Wunde mit Klarsichtfolie bedecken und
diese mit Heftpflaster festkleben

Zur verletzten Seite hindrehen,
beruhigen

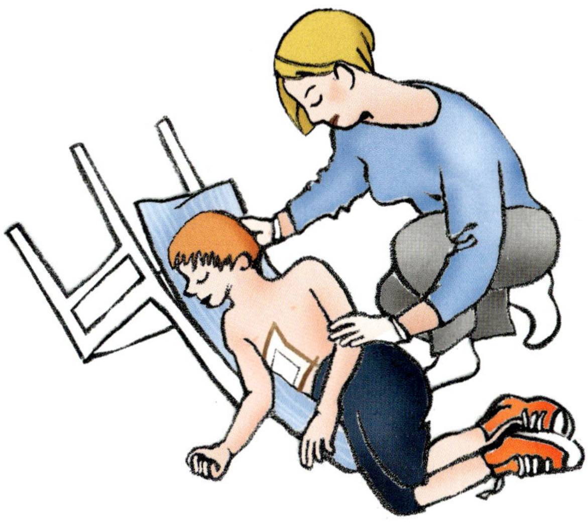

▲ **In halb aufrechter Position fällt die Atmung leichter.**

Erkrankungen bedrohlicher Art

Durchfall und Erbrechen

Durch starkes Erbrechen oder anhaltende Durchfälle – eine unangenehme Begleiterscheinung vieler Erkrankungen im Kindesalter – kann ein Kind so große Flüssigkeitsmengen verlieren, dass es in einen lebensgefährlichen Zustand kommt. Je jünger das Kind, desto kritischer sind starker Flüssigkeitsverlust oder zu geringe Flüssigkeitszufuhr, da die Gefahr der Austrocknung (Exsikkose) besteht. Daher gelten folgende Empfehlungen:

- Je jünger ein Kind ist, desto eher muss es bei Krankheitsanzeichen wie Durchfall, Erbrechen oder Nahrungsverweigerung einem Kinder- oder Hausarzt vorgestellt werden.
- Je früher das Kind einer Behandlung zugeführt wird, desto eher ist ein Krankenhausaufenthalt zu vermeiden.
- Je jünger die Kinder sind, desto häufiger erbrechen sie. Da sie dabei viel Flüssigkeit und Körpersalze (Elektrolyte) verlieren, sollten Sie ihnen ausreichend zu trinken anbieten, am besten in kleineren Portionen, unter Umständen auch löffelchenweise in kurzen Zeitabständen.

Als Flüssigkeit geeignet sind auch Elektrolytlösungen aus der Drogerie oder Apotheke, die alle notwendigen Substanzen enthalten, die dem Körper beim Erbrechen verloren gehen.

Schwieriger wird es, wenn das Erbrechen sich zu einem unstillbaren Erbrechen verändert. Hier sollte frühzeitig ein Kinderarzt aufgesucht werden, da sich dahinter auch andere Erkrankungen, wie beispielsweise ein eingeklemmter Leistenbruch, verbergen können.

Folgende meist auffällige Anzeichen sind zu beachten:

- Appetitlosigkeit
- Durst
- Fieber
- Erbrechen
- dünner Stuhlgang
- Gewichtsverlust

Bei einem Flüssigkeitsverlust, der mehr als 10 % des Körpergewichts beträgt, ist mit ernsten körperlichen Störungen zu rechnen. Im Vordergrund steht bei den Kindern in der Regel nicht die medikamentöse Beendigung des Durchfalls (die nur auf ärztliche Anordnung erfolgen sollte), sondern vielmehr der zuverlässige Ersatz der verlorenen Flüssigkeit und der verlorenen Körpersalze.

RICHTIG HANDELN

Durchfall und Erbrechen

- Gabe von Fertigpräparaten, die Flüssigkeit, Traubenzucker und Salze in einem ausgewogenen Verhältnis enthalten.
- Diese Lösungen mit anderen Getränken mischen (da der Geschmack der Lösungen für Kinder oft wenig überzeugend ist).
- Flüssigkeitszufuhr sollte in kleinen Mengen – zu Beginn löffelweise – erfolgen, dafür in kurzen Zeitabständen (alle fünf bis zehn Minuten).

Durch diese einfachen Maßnahmen kann der weitaus größte Teil der Magen-Darm-Infektionen im Kindesalter erfolgreich behandelt werden.

Achtung: Cola-Getränke und selbst hergestellte Saft-Zucker-Wasser-Mischungen sind für Säuglinge und kleinere Kinder ungeeignet.

Fieber

Etwas, das Mütter regelmäßig in Alarmbereitschaft versetzt, ist Fieber. Mit Fieber reagiert der Körper auf Entzündungen, Infektionen, oder auch schon mal auf Stress. Die erhöhte Körpertemperatur sorgt dafür, dass die Stoffwechselvorgänge im Köper beschleunigt ablaufen und Krankheitserreger in ihrer Vermehrung gestört werden. Die erhöhte Temperatur erweitert gleichzeitig die Gefäße, wodurch die Wärme über die Haut abgegeben werden kann.

Greifen Sie deshalb nicht gleich zum Fieberzäpfchen, sondern warten erst mal ab, wie die Temperatur sich entwickelt. Hält das Fieber länger als 24 Stunden an, sollten Sie mit Ihrem Kind zum Arzt gehen, der eine Diagnose stellen kann.

Fieber ist kein eigenes Krankheitsbild, sondern zunächst ein sehr unspezifisches Symptom, dem viele Krankheiten zugrunde liegen können. Es gibt allerdings bei bestimmten Krankheitsbildern – wie z.B. das Dreitagefieber – typische Fieberkurven. Von daher macht es Sinn, zu beobachten, wie das Fieber verläuft.

Wenn Ihr Kind sich unwohl fühlt oder Sie den Eindruck haben, dass es wärmer als sonst ist, sollten Sie die Temperatur messen, um zu sehen, ob es Fieber hat. Die Temperatur schwankt normalerweise zwischen 36,5 und 37,3 °C. Ist die Temperatur erhöht, sollten Sie die Messung regelmäßig wiederholen, um zu sehen, wie sie sich entwickelt.

Dreitagefieber Das Dreitagefieber ist eine vor allem im Säuglings- und Kleinkindesalter vorkommende, hoch ansteckende Viruserkrankung, die weitgehend harmlos verläuft. Die Erkrankung beginnt mit hohem Fieber (40 °C), das etwa drei Tage andauert, bis ein blassroter Hautausschlag auftritt, der am Rumpf beginnt und sich über den Körper ausbreitet. Nur das Gesicht bleibt verschont. Der Hautausschlag klingt nach einigen Tagen wieder ab.

Richtig Fiebermessen Zum Messen eignen sich mehrere Orte: im Mund (oral, 3 Minuten), im Enddarm (rektal, 3 Minuten) oder auch im Ohr (wenige Sekunden). Die genaueste Messung ist die rektale.

Für die orale und rektale Messung können Sie ein ganz normales digitales Thermometer verwenden. Für die Messung im Ohr gibt es eigene Ohr-Thermometer, deren Gebrauch nicht immer auf Anhieb funktioniert. Von daher empfiehlt es sich, sich beim Kauf den Gebrauch erklären zu lassen. Um eine Übertragung von Krankheitserregern durch das Thermometer zu verhindern, bieten sich Einmal-Schutzkappen beim Messen an.

Lassen Sie das Kind beim Fiebermessen nicht allein. ▼

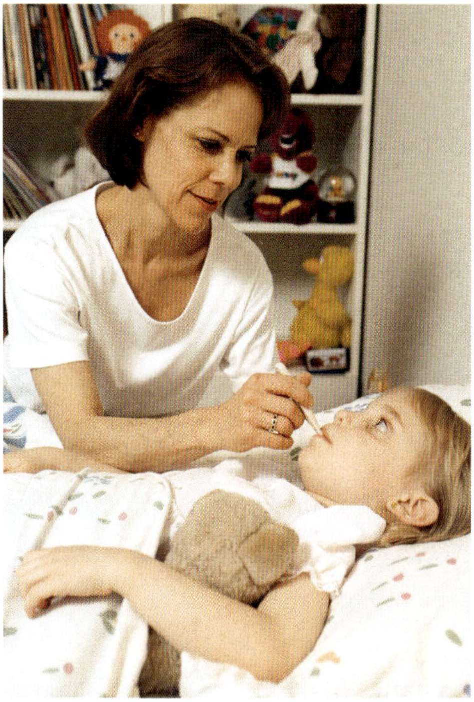

Bei Säuglingen und Kleinkindern ist die orale Messweise nicht anwendbar. Hier empfiehlt sich vor allem die rektale Messweise. Legen Sie Ihr Kind auf den Rücken und winkeln Sie die Beine leicht an. Halten Sie die Füßchen mit einer Hand leicht fest und führen mit der anderen Hand das Thermometer etwa einen Zentimeter weit in den Darm. Halten Sie auf jeden Fall Füßchen und Thermometer fest, bis Sie die Messung abgeschlossen haben. Notieren Sie das Messergebnis auf einem Zettel.

Maßnahmen bei Fieber:

- Geben Sie Ihrem Kind reichlich zu trinken, denn durch das Fieber verliert Ihr Kind vermehrt Flüssigkeit über die Haut.
- Geben Sie nicht alles auf einmal. Verteilen Sie die Flüssigkeitsmenge auf viele kleinere Portionen, die Sie immer wieder anbieten.
- Wenn das Fieber über 39 °C steigt, senken Sie das Fieber mit Körper- oder Wadenwickeln oder auch mit Fieberzäpfchen.
- Bei bekannter Neigung zu Fieberkrämpfen, stimmen sie sich auf jeden Fall mit Ihrem Kinderarzt über das Vorgehen vorsorglich ab.
- Bleiben Sie mit einem hoch fiebernden Kind in jedem Fall zu Hause und vermeiden Sie körperliche Anstrengungen bei Ihrem Kind.
- Gehen Sie zum Arzt, wenn sich Ihr Kind auffällig verändert oder Symptome zeigt, die Sie sich nicht erklären können.

RICHTIG HANDELN

Sie müssen sofort zum Arzt bei

- Fieber über 39 °C, bei Säuglingen über 38,5 °C
- Fieber mit Krampfanfällen
- Fieber mit Erbrechen, Durchfall, Kopfschmerzen, Nackensteifigkeit, Benommenheit
- Fieber unter 38,5 °C, das seit drei Tagen ohne Besserung anhält

Fremdkörper in Nase und Ohr

Der an sich gesunde Spieltrieb von Kindern beinhaltet leider auch auszuprobieren, welcher Gegenstand in welche Öffnung passt. Nicht selten verirren sich daher Murmeln, Erbsen oder sonstige Gegenstände in Ohr und Nase. Dies kann nicht nur Schmerzen verursachen, sondern zunächst auch das Gehör oder die Atmung durch die Nase beeinträchtigen.

RICHTIG HANDELN

Fremdkörper

- Beruhigen Sie das Kind und versuchen Sie zu erfragen, um welchen Gegenstand es sich handelt.
- Versuchen Sie keinesfalls, den Gegenstand selber zu entfernen.
- Führen Sie das Kind einer ärztlichen Behandlung zu, wo ihm mit entsprechenden Hilfsmitteln der Gegenstand sachgerecht entfernt werden kann.

Insektenstiche im Mund-Rachen-Raum

Vor lauter Begeisterung über das Eis oder die Limonade übersehen Kinder leicht Wespen, die sich darauf niedergelassen haben. Getränkedosen stellen eine besonders große Gefahr dar, da man beim Trinken nicht sehen kann, ob sich eine Wespe im Inneren befindet.

Da die meisten Stiche die Zunge betreffen, ist die Angst oft größer als die tatsächliche Gefahr. Bei nicht allergischen Kindern kommt es nur zu einer Anschwellung der Einstichstelle, meist der vorderen Zunge. Eine lebensgefährliche Verlegung der Atemwege entsteht dadurch kaum.

Der Stich einer Hornisse ist äußerst schmerzhaft. ▼

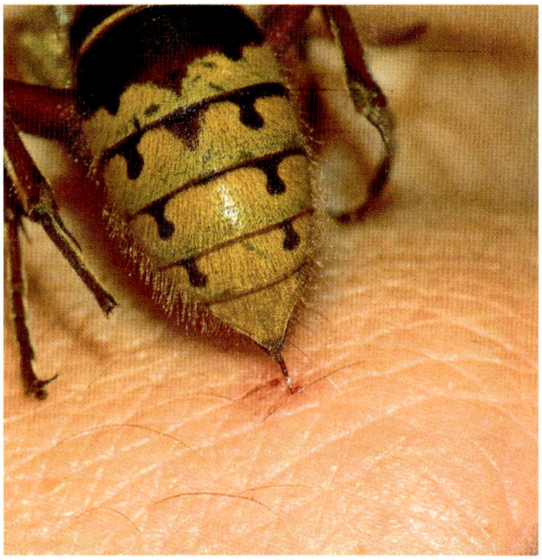

RICHTIG HANDELN

Insektenstiche in Mund und Rachen

- Betroffenes Kind beruhigen und hinsetzen bzw. mit aufrechtem Oberkörper hinlegen.
- Nach Möglichkeit Eiswürfel zum Lutschen geben und kühle Umschläge um den Hals legen.

Bei einem Stich im hinteren Rachenraum jedoch schwellen die Schleimhäute stark an und dadurch verengen sich die Atemwege. Immer bedrohlich sind Insektenstiche bei Kindern und Erwachsenen, die auf Insektenstiche allergisch reagieren. Kennzeichen und Maßnahmen bei einer allergischen Reaktion finden sich auf Seite 34 f.

Kopfverletzungen

Auch nach »harmloseren« Stürzen sollten Sie das gestürzte Kind genau beobachten. Durch einen Sturz vom Wickeltisch, von einer Schaukel oder dem Fahrrad kann es zu einer Gehirnerschütterung kommen; es besteht auch die Gefahr, dass es zu einer Blutung im Gehirn und dadurch zu schwerwiegenden Störungen der lebenswichtigen Funktionen kommt. Bei einer erneuten Bewusstlosigkeit kann es zu einer Verlegung der Atemwege durch die eigene Zunge oder eingeatmete Fremdkörper kommen. Sie sollten deshalb besonders auf Folgendes achten:

- Verändert das Kind sich im Allgemeinverhalten wie Quengeleien, scheinbar unmotiviertes Weinen, Schläfrigkeit oder Verzicht auf Leckereien?
- Verändert sich seine Bewusstseinslage: Reagiert das Kind langsamer als sonst oder gar nicht?
- Hat es eine Erinnerungslücke?
- Hat es Kopfschmerzen?
- Leidet es unter Übelkeit bis zum Erbrechen?
- Verändert sich die Atmung?

Wenn sich ein Kind nach einer Gewalteinwirkung auf den Kopf nicht mehr an das Unfallgeschehen erinnern kann, weist diese Erinnerungslücke auf eine Gehirnerschütterung hin!

RICHTIG HANDELN

Kopfverletzungen

- Bei Störungen der lebenswichtigen Funktionen: Sofortmaßnahmen ergreifen, Notruf durchführen. Eine ggf. vorhandene Wunde im Schädelbereich anschließend mit einem Verbandpäckchen oder einer Kompresse keimfrei bedecken.
- Bei Veränderungen des kindlichen Verhaltens, die nicht akut bedrohlich erscheinen: Sofort den Kinderarzt verständigen. Ist dieser nicht erreichbar, richtet man sich an die Rettungsleitstelle. Meistens sind Kinder nach einem Sturz bei Bewusstsein. In diesem Fall wird es nach seinen Wünschen gelagert, am besten mit leicht erhöhtem Kopf. Bei Unsicherheit wird der Rettungsdienst verständigt.

Jedes Kind mit Verdacht auf eine Gehirnerschütterung muss in ärztliche Behandlung, nur so können Sie ernsten Folgen vorbeugen!

Krampfanfälle

Krampfanfälle können unterschiedliche Ursachen haben. Sie sehen meist sehr bedrohlich und beängstigend aus.

Fieberkrämpfe

Fieber ist ein natürlicher Abwehrmechanismus des Körpers gegen Krankheiten. Bei Säuglingen und Kleinkindern kann ein rascher Fieberanstieg zu einem kurzzeitigen Krampfanfall führen, dem Fieberkrampf. Er kommt am häufigsten bei Kindern zwischen dem sechsten Lebensmonat und dem fünften Lebensjahr vor, da die körperliche Entwicklung Krampfanfälle in diesem Alter mehr begünstigt als bei Erwachsenen.

Die Krampfanfälle können am ganzen Körper (generalisierte Krampfanfälle) oder nur an den Gliedmaßen einer Körperseite (seitenbetonte Krampfanfälle) auftreten. Obwohl derartige Fieberkrämpfe bedrohlich aussehen, da der Säugling mit den Extremitäten unkontrolliert zuckt und auf Ansprache nicht wie gewohnt reagiert, verlaufen sie doch in den allermeisten Fällen ohne Folgeschäden. Meist dauern die Fieberkrämpfe kürzer als eine Minute. Hohes Fieber sollten Sie durch kühle Umschläge oder vom Kinderarzt verschriebene Medikamente senken.

Da diese Maßnahmen nicht sofort wirken, macht es Sinn, sich mit einigen Sofortmaßnahmen vertraut zu machen, denn bei einem länger andauernden, unbehandelten Fieberkrampf besteht die Gefahr der Bewusstlosigkeit und des Sauerstoffmangels.

- Einen Säugling nimmt man auf den Arm oder legt ihn so, dass er sich nicht verletzen kann.
- Wenn der Fieberkrampf länger als eine Minute dauert oder Sie sich unsicher fühlen: Verständigen Sie den Notarzt.
- Halten Sie die Atemwege frei, indem Sie den Kopf des Säuglings vorsichtig in der »Schnüffelposition« zu halten versuchen. Diese Lagerung ist auch nach dem Krampfanfall die richtige.
- Kleinkinder, die älter als zwei Jahre sind, drehen Sie nach beendetem Fieberkrampf in die Seitenlagerung.
- Wenn der Fieberkrampf kürzer als 1 Minute dauert, verständigen Sie Ihren Kinder- oder Hausarzt.

Nach dem ersten Fieberkrampf wird der Kinder- oder Hausarzt die weiteren Maßnahmen mit den Eltern besprechen und nach entsprechender Abklärung ein geeignetes Medikament verschreiben.

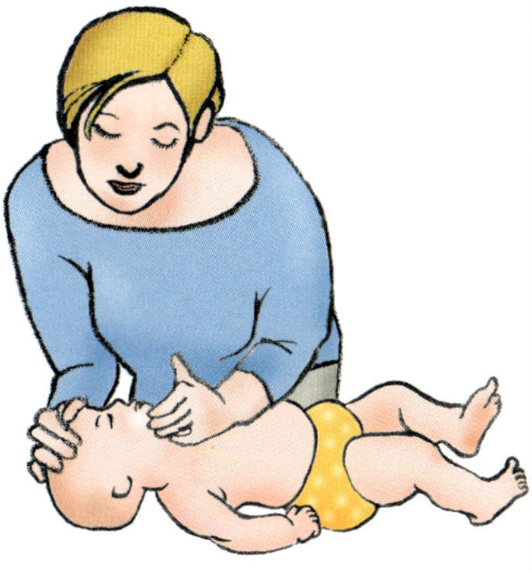

Kopf ganz leicht zurückbeugen, Kinnspitze mit einem Finger leicht anheben

▲ **Durch die »Schnüffelposition« werden die Atemwege frei gehalten.**

Hirnbedingte Krampfanfälle

Krampfanfälle sind eine besondere Reaktion des Gehirns auf verschiedene Einflüsse. Sie geben keinen Hinweis auf die geistige Leistungsfähigkeit des betroffenen Kindes.

Als Ursache kommen eine Epilepsie, Stoffwechselstörungen oder Vergiftungen ebenso infrage wie Schädel-Hirn-Verletzungen, eine Hirnhautentzündung oder andere Erkrankungen. Auch Sauerstoffmangel während der Geburt kann später Krampfanfälle verursachen. Die Krampfneigung kann medikamentös oder durch die natürliche Entwicklung des Kindes verringert werden.

RICHTIG HANDELN

Krampfanfälle

- Entfernung von Gegenständen, die das betroffene Kind verletzen könnten.
- Notruf veranlassen.
- Die krampfenden Arme und Beine auf keinen Fall festhalten.
- Kontrolle der lebenswichtigen Funktionen nach dem Krampfanfall.
- Seitenlagerung durchführen, sobald die Krämpfe beendet sind und das Kind atmet.

Jedes Kind sollte nach einem Krampfanfall dem Kinderarzt vorgestellt werden, damit dieser weitere Untersuchungen veranlassen und über die notwendige Therapie entscheiden kann. Hirnbedingte Krampfanfälle können zu folgenden Krankheitszeichen führen:

- Plötzliches Umfallen.
- Das betroffene Kind ist nicht ansprechbar.
- Es kommt zu zuckenden Bewegungen oder Verkrampfungen des ganzen Körpers oder einzelner Körperteile.
- Einnässen.
- Möglicherweise blutiger Speichelfluss aus dem Mund wegen eines Zungenbisses.

Kinder oder Jugendliche, die bereits öfter einen Krampfanfall durchgemacht haben, spüren oft, wenn ein neuer beginnt. Nach Möglichkeit wird das Kind an einen ruhigeren Ort geführt oder zumindest rasch hingesetzt. In der Praxis kaum durchführbar ist der alte Tipp, der krampfenden Person einen Beißschutz zwischen die Zähne zu schieben, da es aufgrund der Verkrampfung der Muskulatur während eines Krampfanfalls meist unmöglich ist, den Mund zu öffnen.

Plötzlicher Kindstod

Wenn Säuglinge plötzlich und aus unerklärlichen Gründen ohne eine Vorerkrankung versterben, spricht man vom plötzlichen Kindstod. Korrekterweise sollte vom plötzlichen Säuglingstod gesprochen werden. Statistisch gesehen tritt er bei zwei von 1000 Lebendgeborenen auf. Am häufigsten kommt er zwischen dem zweiten und dem sechsten Lebensmonat vor.

Die Ursachen sind noch nicht vollständig geklärt; allerdings haben sich eine Reihe von Risikofaktoren ermitteln lassen. Dabei ist zwischen Risikogruppen, zu denen manche Säuglinge zu rechnen sind, und Risikofaktoren, auf die die Eltern Einfluss nehmen können, zu unterscheiden.

Zu den Risikogruppen gehören:
- Säuglinge nach einem »beinahe plötzlichen Kindstod«
- Geschwisterkinder eines am plötzlichen Kindstod verstorbenen Säuglings
- Frühgeborene mit bestimmten Risikofaktoren
- Kinder drogenabhängiger Mütter

Da der plötzliche Kindstod typischerweise im Schlaf auftritt, wird derzeit eine Entwicklungsstörung des Hirnstamms oder eine unzureichende Wärmeabgabe über den in Decken und Matratze eingepackten Kopf als wahrscheinliche Ursache angesehen.

Um unnötige Risiken zu verringern, sollte Folgendes vermieden werden:
- Schlafen in Bauchlage
- große Federbetten
- weiche Matratzen
- Abstillen vor dem vierten Lebensmonat
- Tabakqualm bzw. Passivrauchen
- Und auch: Rauchen während der Schwangerschaft

Vorbeugende Maßnahmen

Beim Krankheitsbild des plötzlichen Kindstods kommt es zum Atemstillstand, der meist nicht überlebt wird. Sie können jedoch einiges tun, um diesem Ernstfall vorzubeugen. Die Säuglinge der oben genannten Risikogruppen sollten während des Schlafes immer durch einen Monitor, der die Atembewegungen und möglichst den Herzschlag registriert und bei einer längeren Atempause Alarm gibt, überwacht werden. Da eine derartige Überwachung für die Eltern nicht nur eine Beruhigung, sondern auch einen Stressfaktor bedeutet, sollte der Einsatz eines Überwachungsgeräts sorgfältig mit dem Kinderarzt beraten werden. Außerdem wird empfohlen:
- Vermeiden von Rauchen während der Schwangerschaft und in der Stillzeit.
- Säuglinge im ersten Lebensjahr auf dem Rücken schlafen lassen.
- Das Kind so ins Bett legen, dass es durch das Bettzeug nicht bedeckt wird.
- Das Kind im eigenen Bettchen schlafen lassen, nicht im Bett der Eltern.
- Bettdecke und Kopfkissen sollten nicht zu groß, die Matratze nicht zu weich sein.
- Die Raumtemperatur im Schlafbereich um 18 °C halten.
- Wenn möglich, den Säugling über den vierten Monat hinaus stillen.

Wichtig ist, dass in einem Kurs über Notfälle im Säuglings- und Kindesalter die Herz-Lungen-Wiederbelebung am Säugling (siehe S. 102) erlernt und regelmäßig wiederholt wird. Nur dann können diese einfachen, aber psychisch belastenden Maßnahmen sicher durchgeführt werden.

Pseudokrupp und Epiglottitis

Pseudokrupp (Krupphusten)

Im Gegensatz zum Asthmaanfall ist beim sogenannten Pseudokrupp die Einatmung durch eine akute Verengung im Bereich des Kehlkopfs erschwert. Bei Kindern im Säuglings- bis frühem Schulkindalter können Viren, selten auch Bakterien, dazu führen, dass die Kehlkopfschleimhaut anschwillt. Da die Schleimhaut der Luftröhre (der Trachea) im Bereich des Kehlkopfs (des Larynx) entzündet ist, wird der Pseudokrupp auch als Tracheolaryngitis bezeichnet.

Am häufigsten tritt der akute Pseudokrupp-Anfall bei Säuglingen und Kleinkindern im Alter von sechs Monaten bis zu drei Jahren auf. Durch den Anfall kommt es zu einer weiteren Verengung der in diesem Alter ohnehin engen oberen Atemwege. Begünstigt wird die Erkrankung möglicherweise durch Umwelteinflüsse wie Luftverschmutzung oder kaltes Wetter. Dies könnte eine Erklärung dafür sein, dass der Pseudokrupp im Herbst und Winter häufiger auftritt.

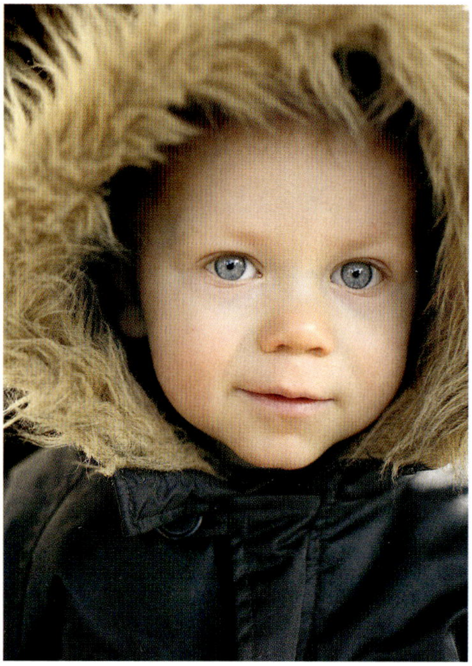

▲ Durch die feuchte Luft schwellen die Atemwege des Kindes ab, die Atmung wird erleichtert.

Der Pseudokrupp beginnt ähnlich wie ein grippaler Infekt. Heiserkeit und ein bellender Husten sind die ersten Anzeichen. Innerhalb mehrerer Stunden bis Tage kann sich die Krankheit in vier Stadien entwickeln, wenn ihr Auftreten nicht rechtzeitig bemerkt und ein Kinderarzt oder der Rettungsdienst verständigt wird.

Hat Ihr Kind bereits einen Pseudokrupp-Anfall erlebt, verschreibt der Kinderarzt Ihnen Medikamente, die bei einem erneuten Auftreten der Krankheit verabreicht werden können. Wenn Sie unsicher sind, ob das Kind eine normale Erkältung hat oder einen Pseudokrupp entwickelt, sollten Sie unbedingt den Kinderarzt hinzuziehen. Sobald Atemnot auftritt, ist unmittelbar der Rettungsdienst zu verständigen.

Die Bezeichnung »Pseudokrupp« leitet sich vom echten »Krupp« ab, einem Husten mit ähnlichen Symptomen, der sich nur bei der Diphtherie findet. Diese bedrohliche Infektionskrankheit ist dank der Schutzimpfung und der besseren Lebensbedingungen äußerst selten geworden. Allerdings kann diese positive Entwicklung nur aufrechterhalten werden, wenn auch Sie auf ausreichenden Impfschutz bei Kindern und Erwachsenen achten.

Pseudokrupp

Stadium	Kennzeichen	Maßnahmen
I.	Heiserkeit bellender Husten	Beruhigen Sie das Kind und setzen Sie sich mit Ihrem Kinderarzt in Verbindung.
II.	Atemgeräusch bei der Einatmung beginnende Atemnot	Lagern Sie das Kind mit erhöhtem Oberkörper. Sorgen Sie für kühle, feuchte Luft. Füllen Sie die Badewanne mit heißem Wasser, dessen Dampf das Kind einatmet.
III.	starke Atemnot bläuliche Hautfarbe (Zyanose) deutlich hörbares Einatemgeräusch Unruhe, Angst kühle Arme und Beine	Veranlassen Sie einen Notruf. Überprüfen Sie die lebenswichtigen Funktionen. Führen Sie die sich daraus ergebenden Maßnahmen durch.
IV.	Blauverfärbung Bewusstlosigkeit, schnappende Atmung kein Atemgeräusch mehr hörbar	Bei erhaltener Eigenatmung: Bringen Sie das Kind in die Seitenlagerung. Führen Sie gegebenenfalls die Herz-Lungen-Wiederbelebung durch.

Epiglottitis

Die Epiglottitis stellt sich ähnlich wie der Pseudokrupp dar, entwickelt sich aber rascher und ist für das Kind akut bedrohlich. Haemophilus-influenzae-Bakterien (HIB) lösen eine rasche, entzündliche Anschwellung des Kehldeckels, der Epiglottis, aus. Dies kann zu einer vollständigen Verlegung der Atemwege führen, wenn die Krankheit nicht sofort notärztlich versorgt wird.

Der Kinderarzt berät vor diesem Hintergrund über die HIB-Schutzimpfung, die ab dem dritten Lebensmonat möglich ist. Aus der Krankheitsursache erklärt sich auch das typische Kennzeichen: Der geschwollene Kehldeckel verursacht starke Schluckbeschwerden sowie vermehrten Speichelfluss. Die Entzündung führt zu hohem Fieber, das Kind macht einen schwerkranken Gesamteindruck. Die Epiglottitis kann im Alter von etwa zwei bis sieben Jahren auftreten.

RICHTIG HANDELN

Epiglottitis

- Beruhigen Sie das Kind.
- Lagern Sie es mit erhöhtem Oberkörper.
- Lösen Sie den Notruf aus.
- Sorgen Sie für kühle Frischluftzufuhr: Notfalls nehmen Sie das Kind auf den Arm und stellen sich ans offene Fenster. Mit einer heißen Dusche kann Wasserdampf erzeugt werden, um die Luft anzufeuchten.
- Überprüfen Sie die lebenswichtigen Funktionen und führen Sie die sich daraus ergebenden Maßnahmen (siehe S. 96 f.) durch.

Die Kennzeichen des Pseudokrupp und Epiglottitis

Kennzeichen	Pseudokrupp	Epiglottitis
Entwicklung	meist langsam	innerhalb von Stunden
Schlucken	problemlos	schmerzhaft
Fieber	um 38 °C	meist 39 °C und höher
Stimme	heiser	leise, kloßig

Da die Kennzeichen des Pseudokrupps und der Epiglottitis ähnlich sind, Letztere aber sofort behandelt werden muss, finden sich die Kennzeichen der beiden Krankheiten tabellarisch gegenübergestellt.

Bei jedem Verdacht auf eine Epiglottitis sollte vermieden werden, den Rachenraum zu begutachten oder mit einem Spatel oder Löffel abzutasten. Jede mechanische Reizung kann die Schwellung des Kehldeckels schlagartig verstärken und zum Atemstillstand führen. Eine genaue Untersuchung bleibt deshalb dem erfahrenen Kinder- oder Notarzt vorbehalten.

Achtung: Epiglottitis gehört zu den Kinderkrankheiten, bei denen es wirklich auf rasche ärztliche Maßnahmen ankommt.

Sonnenstich

Eine direkte Sonneneinstrahlung auf den ungeschützten Kopf führt zur Reizung der Hirnhaut. Vor allem Säuglinge und Kleinkinder können nach längerem Aufenthalt in der Sonne scheinbar grundlos hohes Fieber bekommen, oft auch erst nach längerer Zeit.

Die Kinder zeigen einen hochroten, heißen Kopf. Es kann auch Fieber auftreten. Typisch sind folgende Anzeichen:
- hochroter, heißer Kopf
- Kopfschmerzen
- Unruhe, »Quengeligkeit«
- Schwindelgefühl
- Übelkeit, Erbrechen
- Nackensteifheit
- Störungen des Bewusstseins

RICHTIG HANDELN
Sonnenstich

- Beruhigen des betroffenen Kindes, Kontrolle der lebenswichtigen Funktionen und Einleitung entsprechender Maßnahmen.
- Reagiert das Kind auf Ansprechen, wird es mit leicht erhöhtem Oberkörper gelagert, um die Durchblutung des Gehirns etwas zu verringern.
- Sorgen Sie für eine schattige, möglichst kühle Umgebung.
- Kühlen Sie den Kopf mit nassen Tüchern.
- Verständigen Sie den Kinderarzt.
- Wird das Kind bewusstlos, veranlassen Sie sofort einen Notruf.

Stromunfall

Unfälle mit elektrischem Strom sind im Kindesalter relativ selten. Die Gefahr beim Kontakt mit Niederspannung (Haushaltsstrom) besteht in einer Schädigung des Herzens, genauer der elektrischen Reizbildung, die im Herzen selbst erfolgt. Muskelverkrampfungen sowie Herzkammerflimmern, gleichzusetzen mit einem Kreislaufstillstand, sind die wahrscheinlichen Folgen. An den Ein- und Austrittstellen des Stromes können Verbrennungen, sogenannte »Strommarken«, sichtbar sein.

Beim Hinzukommen zu einem Stromunfall muss unbedingt zuerst an die eigene Sicherheit gedacht werden! So verständlich der Wunsch ist, sofort zu dem betroffenen Kind hinzulaufen, so gefährlich ist es für den Helfer. Die sicherste Methode, weitere Schäden zu verhindern, ist daher das Herausdrehen der Sicherung. Nur wenn dies nicht möglich sein sollte, ist das eigene Risiko abzuwägen: Es ist zu prüfen, ob bei ausreichender eigener Isolierung (dicke Gummisohlen an den Schuhen) mittels nicht leitender Gegenstände, zum Beispiel aus Holz, das Kind von der Stromquelle getrennt werden kann. In Zweifelsfällen muss der Selbstschutz Vorrang haben, da sonst der Helfer selbst hilfebedürftig wird.

Besonders gefährlich sind Hochspannungsanlagen, etwa Überlandleitungen oder Hochspannungsdrähte der Eisenbahnen. Kinder sind unbedingt auf diese Gefahr hinzuweisen, damit sie nicht auf Strommasten oder Eisenbahnwaggons klettern! Bereits die Annäherung an eine Hochspannungsleitung ist gefährlich, da ein Überspringen des Stroms in einem Lichtbogen erfolgen kann. Die Hochspannung verursacht schwerste Verbrennungen und lebensgefährliche Störungen der Vitalfunktionen. Zur Warnung sind entsprechende Anlagen deshalb mit einem Schild gekennzeichnet.

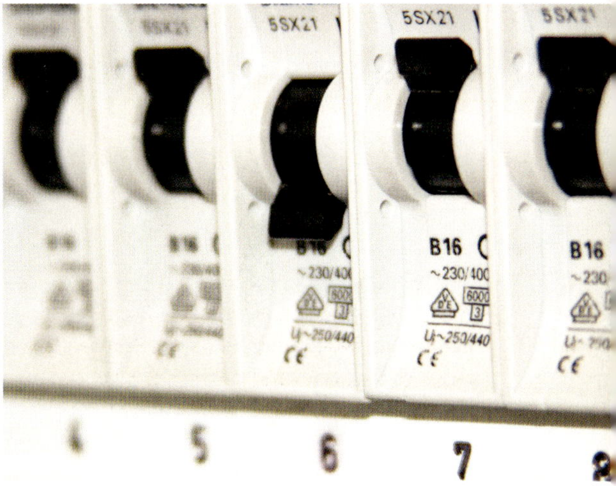

▲ Schalten Sie, wenn möglich, sofort die Sicherung aus!

RICHTIG HANDELN

Stromunfall

- Ausschließen von Eigen- und Fremdgefährdung!
- Unterbrechen des Stromkreises.
- Überprüfen der lebenswichtigen Funktionen; Ergreifen der sich daraus ergebenden Maßnahmen.
- Notruf veranlassen.
- Nach Beseitigung der akuten Lebensgefahr Brandwunden steril bedecken.
- Vermeidung jeglicher Anstrengung des betroffenen Kindes.

Unfall an Hochspannungsanlagen

- Einhalten eines Sicherheitsabstands zum Stromleiter von mindestens 5 Metern. Berührt die Stromquelle den Boden, müssen es mindestens 10 Meter sein!
- Notruf veranlassen und dabei den Ort des Stromunfalls genau angeben. Die Abschaltung des Stroms kann dann veranlasst werden.
- Erst wenn sichergestellt ist, dass kein Strom mehr durch den Stromleiter fließt oder dass der Sicherheitsabstand ausreicht, kann man zu dem betroffenen Kind gehen.
- Überprüfen der lebenswichtigen Funktionen und Einleiten der sich daraus ergebenden Maßnahmen.

Tierbisse

Tierbisswunden müssen wegen der Infektionsgefahr immer ernst genommen werden. Häufig sehen die Verletzungen nur oberflächlich aus, reichen tatsächlich jedoch weiter in die Tiefe. Auf diese Weise können Krankheitserreger aus dem Speichel des Tieres in die Wunde übertragen werden. Vorsicht ist geboten bei ungewöhnlich zutraulichen Wildtieren. Sie könnten mit Tollwut infiziert sein.

RICHTIG HANDELN

Tierbisse

- Beruhigen Sie das Kind.
- Versorgen Sie die Wunde mit einem Verband.
- Suchen Sie den Kinder- oder Hausarzt auf, damit ggf. eine Impfung gegen Tollwut erfolgen kann.

Unterkühlung

Bei Kindern kann es durch einen Sturz in kaltes Wasser oder einen zu langen Aufenthalt in kalter Umgebung zu einer Unterkühlung kommen. Kalte, nasse Kleidung und kalter Wind führen dazu, dass die Körperwärme verloren geht. Der Organismus reagiert auf den Wärmeverlust, indem er die Körperoberfläche schwächer durchblutet und so weniger Wärme über sie abgibt. Dadurch sieht ein unterkühltes Kind blass bis bläulich aus.

Die sinkende Körpertemperatur führt dazu, dass die Stoffwechselvorgänge langsamer ablaufen: Müdigkeit und Verlangsamung der Atmung sind die Folgen. Werden keine Maßnahmen getroffen, um die fortschreitende Unterkühlung zu verhindern, wird das betroffene Kind bewusstlos.

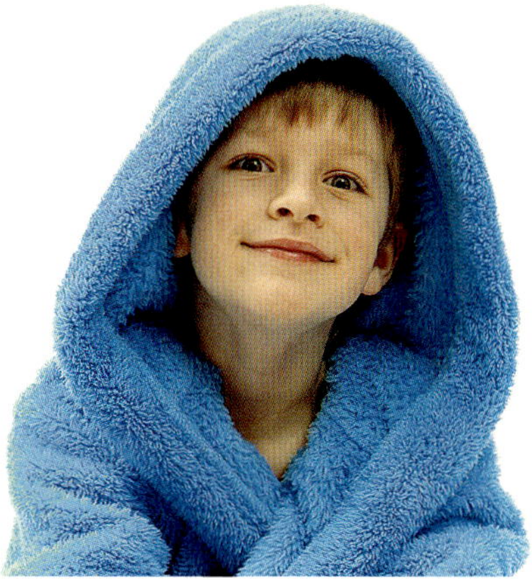

▲ Packen Sie ein unterkühltes Kind besonders warm ein.

RICHTIG HANDELN

Unterkühlung

- Beruhigen des betroffenen Kindes.
- Das Kind an einen windgeschützten, möglichst warmen Ort bringen.
- Vermeiden von aktiven und passiven Bewegungen des Kindes!
- Vorsichtig nasse Kleidung entfernen.
- Das Kind in eine oder mehrere Decken einhüllen.
- Einem ansprechbaren Kind kann heißer, gezuckerter Tee zu trinken gegeben werden, jedoch keinesfalls Alkohol, da dieser die Gefäße erweitert und so die Auskühlung verstärkt!
- Regelmäßiges Überprüfen der lebenswichtigen Funktionen.
- Notruf veranlassen.

Aktive und passive Bewegungen des Kindes müssen vermieden werden, da bei einem stark unterkühlten Kind der Rückfluss des kalten Blutes aus den Beinen zum Herzen ein Absinken der Körperkerntemperatur um 1 °C bewirken kann. Sinkt die Körpertemperatur auf unter 30 °C, kommt es zum Kreislaufstillstand. Aufgrund der extremen Verlangsamung des Stoffwechsels sind jedoch die Wiederbelebungschancen auch nach einer relativ langen Zeit noch hoch. Zusammenfassend ergeben sich folgende Kennzeichen:

- kalte Umgebung
- blasse Haut
- Blauverfärbung von Lippen und Fingernägeln
- Steifwerden von Armen und Beinen
- unüberwindliche Schlafsucht bis zur Bewusstlosigkeit
- langsame Atmung

Verätzungen, Verbrennungen und Verbrühungen

Verbrennungen werden durch heiße Gegenstände (etwa Bügeleisen, Herdplatte, zu heiße Wärmflasche) oder offenes Feuer verursacht. Verbrühungen entstehen durch heiße Flüssigkeiten (oft durch kochendes Wasser). Ähnlich wie bei Verbrennungen sind bei Verätzungen durch starke Säuren oder Laugen zunächst die oberen Hautschichten betroffen.

Unachtsamkeit, Neugier oder die Fehleinschätzung von Gefahren – zum Beispiel von Feuerwerkskörpern oder Hochspannungsleitungen – sind die häufigsten Ursachen von Verbrennungen und Verbrühungen. Besonders gefährdet sind kleine Kinder mit ihrem starken Erkundungsdrang. Sie kommen fast überall hin, ohne mögliche Gefahren zu erkennen.

Durch Brandwunden verliert das betroffene Kind Gewebeflüssigkeit und Salze. Bei Kleinkindern kann schon eine kleinere Verbrennung oder Verbrühung eines Armes oder des Gesichts zu einem Schock aufgrund des Flüssigkeitsverlusts führen. Schmerzen belasten das Kind zusätzlich. Da die Haut zerstört ist, können Krankheitserreger in die Wunde gelangen, die später zu Eiterungen und einer starken Narbenbildung führen können. Unmittelbar nach der Hitzeeinwirkung bemerken Sie folgende Kennzeichen:

- Hautrötung
- Schwellung und Blasenbildung
- Schmerzen
- Bei schwersten Verbrennungen ist die Haut zerstört und deshalb schwarz verfärbt.

Je jünger das Kind ist, desto gefährlicher sind die Verletzungen. Als Faustregel gilt: Die Innenfläche der Hand des betroffenen Kindes entspricht einem Prozent seiner Körperoberfläche. Kleinkinder sollten nach Verbrennungen grundsätzlich dem Arzt vorgeführt werden. Bei Verätzungen, Verbrennungen und Verbrühungen im Gesicht, der Genitalgegend oder von mehr als fünf Prozent der Körperoberfläche sollte aufgrund der starken Schmerzen und der Schockgefahr der Rettungsdienst verständigt werden.

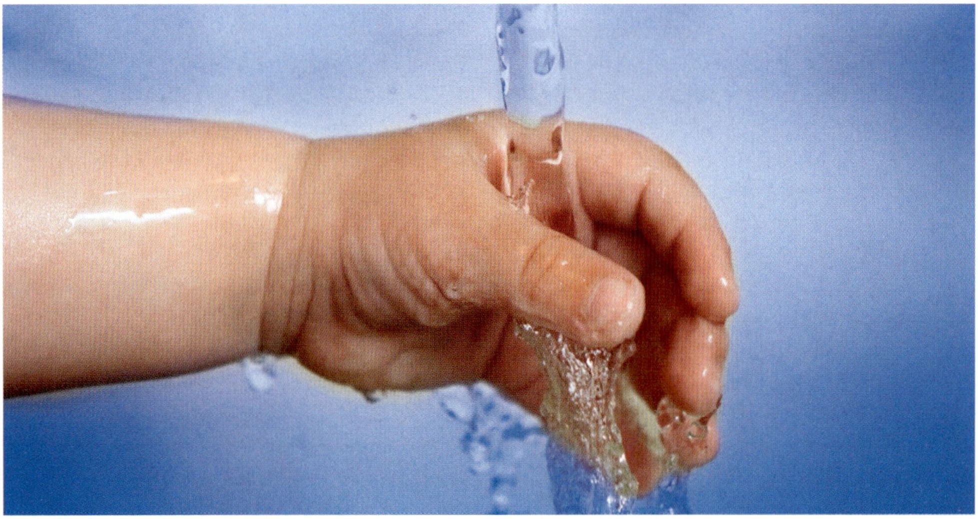

▲ Verbrennungen und Verbrühungen unter fließendem, kaltem Wasser kühlen.

RICHTIG HANDELN

Verbrennungen und Verbrühungen

Für das Ausmaß der Schädigung sind die Art der Wärme und die Einwirkzeit entscheidend. Deshalb sind rasch folgende Maßnahmen zu treffen:

- Kleiderbrände löschen, indem die Flammen mit einer Decke erstickt werden.
- Bei Verbrühungen sofort, aber vorsichtig die nasse Kleidung entfernen.
- Verklebte Kleidungsstücke auf der Haut belassen. Kühlen Sie die Wunde sofort ausgiebig mit fließendem, jedoch nicht zu kaltem Wasser, bis die Schmerzen abklingen. Bei großflächigen Verbrennungen sollte mit feuchten Tüchern gekühlt werden, um das Kind nicht zu unterkühlen.
- Überprüfen Sie die lebenswichtigen Funktionen und ergreifen Sie die sich daraus ergebenden Maßnahmen.
- Veranlassen Sie einen Notruf.
- Bedecken Sie die Wunde nach der Kaltwasseranwendung mit einem sterilen Verbandtuch.

Verätzungen

- Spülen Sie den betroffenen Bereich ausgiebig mit Wasser. Achten Sie dabei darauf, dass das ablaufende Wasser nicht weitere Hautbereiche in Mitleidenschaft zieht.
- Betroffene Kleidungsstücke sind unter Beachtung des Eigenschutzes vorsichtig zu entfernen bzw. auszuschneiden.
- Versorgen Sie die Wunde anschließend mit einem Verbandtuch und suchen Sie einen Arzt auf.
- Bei großflächigen Verätzungen veranlassen Sie einen Notruf.

Vergiftungen

Eine Vergiftung im Kindesalter hat ihre Ursache fast immer im kindlichen Erkundungsdrang. Schwerwiegende Verläufe oder Todesfälle sind relativ selten. Typischerweise werden Gifte bei Kindern über den Mund und somit über die Verdauungsorgane aufgenommen. Dämpfe, etwa von Lösungs- oder Pflanzenschutzmitteln, gelangen über die Atemwege in den kindlichen Organismus. Kontaktgifte, also Substanzen, die zur Insektenbekämpfung eingesetzt werden, wirken direkt über die Haut. Giftige und andere gefährliche Substanzen sollten daher immer sicher und verschlossen aufbewahrt werden. Folgende Dinge müssen für Kinder absolut unerreichbar sein:

Alkohol

Schon geringe Mengen Alkohol sind für Kinder giftig und können zu Bewusstseinsstörungen führen. Besonders süß schmeckende Liköre und Frostschutzmittel verleiten Kinder zum Probieren. Bewahren Sie Alkohol für Kinder unerreichbar auf und lassen Sie keine Gläser herumstehen.

Arzneimittel

Arzneimittel stehen mit 40 Prozent an der Spitze der Stoffe, mit denen sich Kinder vergiften. Ideal zur Aufbewahrung ist deshalb eine hoch angebrachte, verschließbare Hausapotheke. Wer regelmäßig Tabletten einnehmen muss, sollte dem Kind erklären warum, um Nachahmungen zu vermeiden.

Batterien
Besonders die oft winzigen Knopfzellen können schwere Vergiftungen verursachen, wenn sie von Kindern versehentlich verschluckt werden. Da die Magensäure die Ummantelung der Batterie oft innerhalb kurzer Zeit beschädigt, könnten Schwermetalle wie Kadmium in den Körper gelangen. Bei Verdacht also sofort einen Arzt aufsuchen.

Benzin
Benzin kann bereits in geringen Mengen die Oberfläche der Atemwege zerstören. In größeren Mengen eingeatmet führt es zu Bewusstseinsstörungen.

Blausäure
Blausäure befindet sich etwa in bitteren Mandeln; eine bittere Mandel pro Kilogramm Körpergewicht des Kindes kann lebensbedrohliche Folgen haben.

Farben und Lacke
Farben und Lacke haben im normalen Haushalt eigentlich nichts verloren. In der Regel werden sie für Verschönerungsarbeiten angeschafft und in der Garage, im Hobbykeller, im Fahrradschuppen oder auch bei den Gartengeräten aufbewahrt. Viele von ihnen sind ätzend oder giftig.

Flaschen ohne Etikett
Bewahren Sie giftige oder ätzende Stoffe grundsätzlich nur in Originalflaschen mit Sicherheitsverschluss und Warnetikett auf, um Verwechslungen mit Lebensmittelflaschen zu vermeiden! Gefährliche Stoffe gehören grundsätzlich in verschlossene Schränke.

Früchte
Kindern sollte grundsätzlich verboten werden, etwas nicht ausdrücklich Erlaubtes in den Mund zu stecken, da zum Beispiel Beeren von Maiglöckchen, Misteln, Tollkirschen, Eiben, Stechpalmen und anderen Pflanzen bereits in geringer Zahl giftig sind.

Gemüse
Grüne und unreife Kartoffeln sowie die über der Erde liegenden grünen Teile der ausgewachsenen Kartoffelknolle sind giftig. Dies gilt auch für grüne Tomaten und rohe, grüne Bohnen.

Klebstoffe
Die meisten Klebstoffe enthalten Lösungsmittel, deren Einatmung auf Dauer Schäden an inneren Organen und dem Gehirn verursachen kann.

Kontaktgift
Hochgradig giftige Pflanzenschutzmittel führen zu schwersten Vergiftungen mit Krämpfen, Lähmungen und blau gefärbtem Speichelfluss. Betroffene werden rasch bewusstlos; es besteht die akute Gefahr eines Atem- und Kreislaufstillstands. Da das Gift über die Haut aufgenommen werden kann, müssen Sie jeden Hautkontakt vermeiden. Eine Atemspende darf in diesem Fall nur mit Hilfsmitteln durchgeführt werden.

Kochsalz
Für vielfältige Funktionen benötigt der Körper Salz. Eine Zufuhr von über einem Gramm pro Kilogramm Körpergewicht des Kindes kann jedoch zu Störungen des Wasser- und Elektrolythaushalts führen.

Kosmetika
Kosmetika sind schlecht schmeckend, aber harmlos, sofern sie keinen Alkohol oder Lösungsmittel enthalten. Rasierwasser, Parfüm, Nagellack und Nagellackentferner sowie Haarkräuselungsmittel sollten Sie für Kinder unerreichbar aufbewahren, da sie Augen und Schleimhäute verätzen können. Den Inhalt von Spraydosen sollten Kinder nicht einatmen.

Pflanzen
Bei den meisten Giftpflanzen ist eine verhältnismäßig hohe Dosis für eine lebensbedrohliche Vergiftung nötig, die Kinder selten aufnehmen. Zu den besonders giftigen Blüten und Früchten, die häufig auf Wiesen und in Gärten vorkommen, gehören Aronstab, Bilsenkraut, Weihnachtsstern, Dieffenbachie, Efeu, Eibe, Eisenhut, Fingerhut, Goldregen, Herbstzeitlose, Maiglöckchen, Oleander, Rizinus, Mohn, Schierling, Seidelbast, Stechpalme, Tollkirsche und Zaunrübe. Manche Kakteen haben giftige Stacheln. Außerdem können sich Kinder an Pflanzen vergiften, die mit Schädlingsbekämpfungsmitteln besprüht worden sind.

Pflanzenschutzmittel
Pflanzenschutzmittel sind in der Regel für Kleinkinder höchst unverträglich und müssen sicher in einem eigenen Schrank in der Garage oder Gartenhäuschen verwahrt werden. Der beste Schutz vor Vergiftungen mit Pflanzenschutzmitteln ist das Bekenntnis zu einem ökologischen Gartenbau.

Putzmittel
Manche im Haushalt verwendeten Putz- und Reinigungsmittel enthalten ätzende Substanzen, so Abfluss- und Backofenreiniger, Tabs für die Geschirrspülmaschine, aber auch Toilettenreiniger und vieles mehr. Die üblichen Spülmittel sind zwar weniger giftig, wegen der von ihnen erzeugten Schaumbildung trotzdem problematisch.

Quecksilber
Quecksilberhaltige Thermometer sind seit 2009 von der EU verboten. Trotzdem finden sie sich noch in vielen Haushalten. Auch einige Batterien enthalten Quecksilber. Wenn Sie vermuten, dass ein Kind quecksilberhaltiges Material verschluckt hat, sollten Sie sofort einen Kinderarzt aufsuchen bzw. den Rettungsdienst verständigen.

Zigaretten
Für Kleinkinder kann schon das Essen einer Zigarette zu lebensbedrohlichen Störungen der Vitalfunktionen führen. Lassen Sie deshalb keine Zigarettenschachteln herumliegen oder volle Aschenbecher stehen.

Ungiftig sind Buntstiftminen, Fingerfarben, Kreide, Lebensmittel- und Ostereierfarben ebenso wie Zahnpasta und Körperseife.

Zeigt das Kind keine Veränderungen in seinem Verhalten und keine Störung der lebenswichtigen Funktionen, können Sie sich telefonisch bei der nächsten Giftnotrufzentrale erkundigen, ob und welche weiteren Maßnahmen notwendig sind. Die Telefonnummern der Informationszentren finden Sie im Anhang. Weitere Anhaltspunkte zur Giftigkeit bestimmter Haushaltsartikel und anderer Produkte können Sie den Verpackungen oder Merkblättern der Erzeugnisse entnehmen.

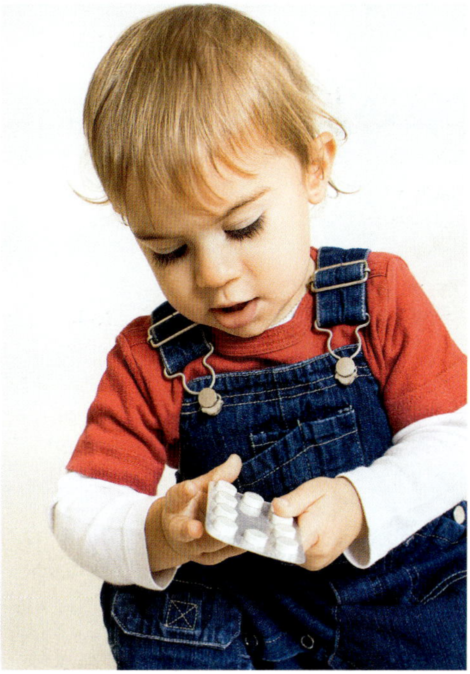

▲ Bewahren Sie Medikamente sicher auf.

Symptome

Unabhängig von den verschiedenen Aufnahmewegen führen Gifte über den Blutkreislauf zu einer Schädigung des gesamten Organismus. Daher gelten die folgenden Anzeichen als allgemeine Warnsignale:

- Übelkeit, Erbrechen, Durchfall
- plötzlich auftretende Bauchschmerzen
- Kopfschmerzen und Schwindelgefühl
- ungewöhnliche Müdigkeit
- Bewusstseinstrübung bis zur Bewusstlosigkeit
- Atemstörungen
- gleiche Krankheitszeichen bei mehreren Personen (z.B. bei Lebensmittel- oder Salmonellenvergiftung)

Besonders Kinder sollten danach gefragt werden, was sie in letzter Zeit gegessen oder getrunken haben. Die Suche nach leeren Verpackungen und Giftresten kann weitere Hinweise geben. Auch bei unbekannter Ursache der Vergiftungserscheinungen gilt das bereits vertraute Handeln nach dem Schema: Überprüfen des Bewusstseins und der Atmung des Kindes! Daraus ergeben sich die wichtigsten Sofortmaßnahmen.

Beruhigen Sie das Kind, anstatt mit ihm zu schimpfen, weil es etwas Verbotenes probiert hat. Sind die Vitalfunktionen nicht gestört, hilft ein Anruf in der Giftnotrufzentrale, um zu erfahren, ob besondere Maßnahmen notwendig sind. Giftstoffe, die sich im Körper befinden, müssen entfernt oder verdünnt werden; dabei gibt das folgende Schema Orientierung. Voraussetzung ist immer, dass das Kind voll ansprechbar ist, also altersgerecht auf Ansprache reagiert! Kinder, deren Bewusstsein getrübt ist, können Flüssigkeit oder Erbrochenes in die Atemwege einatmen.

RICHTIG HANDELN

Vergiftungen mit

Nahrungs- und Genussmitteln, Medikamenten:

Kind zum Erbrechen bringen. Hierzu die Rachenwand mit dem Finger reizen. Erbrochenes aufbewahren, da ein Arzt möglicherweise Rückschlüsse auf die Art des Giftes ziehen kann.

Schaumbildnern (Spül- und Waschmittel):

Das Kind in diesem Fall nicht zum Erbrechen bringen, weil dadurch Schaum in die Atemwege gespült wird und diese verlegt! Notwendig ist die Gabe von Medikamenten, die die Oberflächenspannung der schäumenden Substanz verringern. Der Rettungsdienst verfügt über derartige Medikamente.

Säuren und Laugen:

Auch hier das Kind nicht zum Erbrechen bringen, weil dadurch die Gefahr einer erneuten Verätzung bestünde! Die richtige Maßnahme ist das Verdünnen des Giftes, indem dem Kind soviel Wasser zu trinken gegeben wird wie möglich. Jedoch nur schluckweise, um ein Erbrechen zu verhindern. Keinesfalls Milch oder kohlensäurehaltige Getränke verwenden!

Unabhängig von der Art des Giftes ist es immer wichtig, dass:

- die lebenswichtigen Funktionen ständig überprüft werden,
- das Kind beruhigt und getröstet wird,
- für die Wärmeerhaltung gesorgt und
- ein Notruf veranlasst wird.

Der Anruf bei einer Giftnotrufzentrale

Wenn Sie die Giftnotrufzentrale anrufen, sollten Sie auf folgende Fragen vorbereitet sein:

- Wer ist betroffen? Kind, Erwachsener?
- Was wurde eingenommen? Genaue Bezeichnung des Mittels? Was steht auf der Packung? Firma? Name der Pflanze?
- Wie viel wurde eingenommen? Wie viele Teile waren in der Packung? Wie viel ist noch vorhanden? Wie viel kann das Kind maximal eingenommen haben? Wie war es verpackt? Wie sieht die Pflanze aus?
- Wie wurde es eingenommen? Geschluckt? Eingeatmet? Auf die Haut? Ins Auge?
- Wann wurde es eingenommen? Gesicherte Zeitangabe oder Vermutung?
- Wie alt ist das Kind?
- Wie viel wiegt das Kind (ungefähr)?
- Wie geht es dem Kind? Husten? Erbrechen? Muskelzuckungen? Rauschzustand? Benommenheit? Schmerzen?
- Name und Telefonnummer für den Rückruf?

Die Nummer des Giftnotrufs in Ihrer Nähe finden Sie im Anhang.

Verletzungen der Knochen und Gelenke

Knochenbrüche sind im Kindesalter nicht so häufig wie im fortgeschrittenen Alter, da die Knochen noch wesentlich biegsamer sind. Bricht dennoch ein Knochen, heilt die Verletzung im Allgemeinen rasch und problemlos. Im Bereich der Gelenke kommt es eher zu Verstauchungen oder Verrenkungen, die im Anschluss dargestellt sind. All diese Verletzungen gehen mit Schmerzen, Schwellungen und einer veränderten Bewegungs- und Belastungsfähigkeit einher.

Knochenbrüche

Bei Knochenbrüchen gibt es folgende sichere Kennzeichen:

- Die betroffene Extremität zeigt eine unnatürliche Lage und Beweglichkeit.
- Im Bereich des Bruches erkennen Sie eine Stufenbildung.
- Bei offenen Knochenbrüchen sehen Sie möglicherweise Knochenenden.
- Bei einem Rippenbruch hat das Kind starke Schmerzen beim Einatmen und kann Zeichen von Atemnot entwickeln.

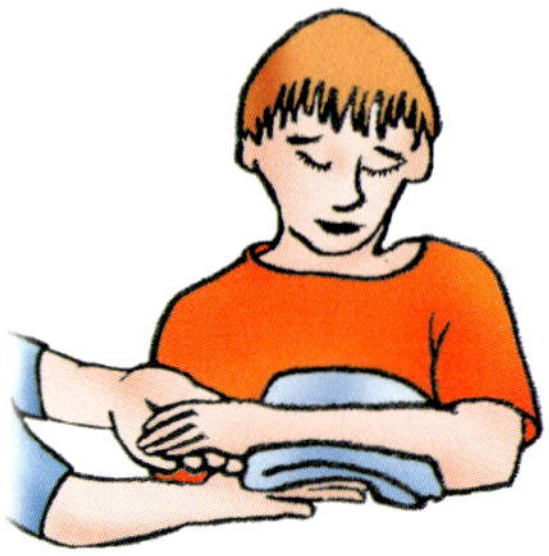

Verletzung abpolstern

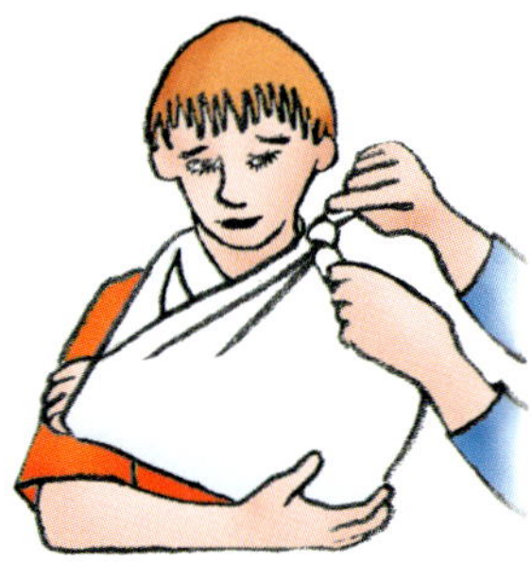

Armschlinge aus Tuch anlegen, mit gesunder Hand verletzten Arm abstützen

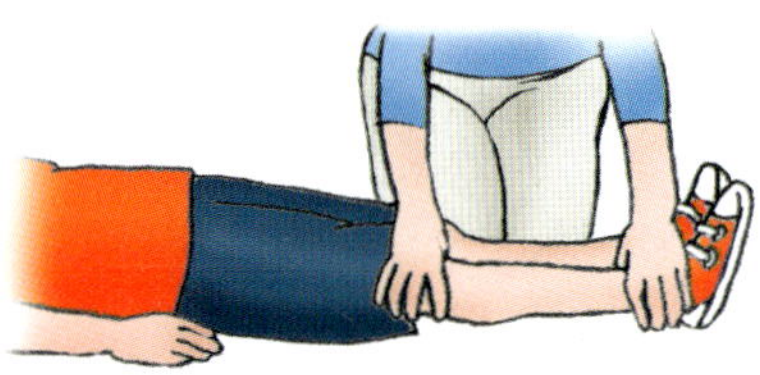

Bein an den Gelenken unter- und oberhalb der Verletzung abstützen

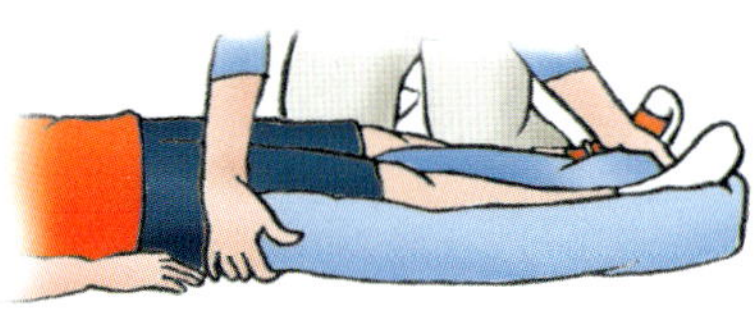

Decke zusammenrollen und um das verletzte Bein legen

▲ **Stellen Sie das betroffene Körperteil ruhig.**

RICHTIG HANDELN

Knochenbrüche

Ist man unsicher, ob bei dem betroffenen Kind tatsächlich ein Knochenbruch vorliegt, muss vorsichtshalber immer davon ausgegangen werden, dass es so ist.

- Beruhigen des Kindes.
- Betroffenen Körperbereich nicht unnötig bewegen.
- Überprüfen der lebenswichtigen Funktionen. (Unterlassen Sie eine Schocklage bei: Schädelverletzungen, Verletzungen der Wirbelsäule oder des Beckens oder Brüchen der Beine.)
- Notruf veranlassen.
- Abpolstern der betroffenen Stelle einschließlich der beiden benachbarten Gelenke, um den Bruch auf diese Weise ruhigzustellen.
- Zudecken des Kindes, um Wärmeverlust zu vermeiden.
- Offene Wunden locker mit sterilem Verbandmaterial bedecken, etwa einem Verbandpäckchen oder Verbandtuch.

Verstauchung (Distorsion)

Verstauchungen (Zerrungen) entstehen durch Überdehnen der Bänder beim Sport oder »Umknicken«. Während bei Erwachsenen häufig das Sprunggelenk betroffen ist, sind die Gelenkbänder beim Kind noch wesentlich unempfindlicher. Deshalb sind Verstauchungen im (Klein-)Kindesalter sehr selten. Die Kennzeichen sind diffus:

- Das Kind hat ein Gelenk übermäßig gedehnt.
- Das betroffene Gelenk schmerzt und ist geschwollen.

RICHTIG HANDELN

Verstauchungen

Vergleicht man diese Kennzeichen mit denen eines Knochenbruchs und einer Verrenkung und ist sicher, dass keine der beiden letztgenannten Verletzungen vorliegt, dann sind folgende Maßnahmen richtig:

- Kühlen der schmerzenden Stelle mit feuchten Umschlägen.
- Möglicherweise kann mit einer elastischen Binde ein Stützverband angelegt werden.
- Das Kind einem Orthopäden oder Unfallarzt vorstellen, der das Gelenk röntgen kann, wenn die Schmerzen anhalten.

Verrenkung (Luxation)

Bei Kindern kommt es vorwiegend im Bereich des Ellbogengelenks zu Verrenkungen. Die Ursache liegt meist in einem Sturz vom Klettergerüst oder Fahrrad, den das Kind mit einer Hand abfangen wollte. Dadurch werden das Hand- und Ellbogengelenk stark belastet. Eine Verrenkung ist aber an jedem Gelenk möglich. Man erkennt eine Verrenkung an ähnlichen Kennzeichen wie bei einem Knochenbruch:

- Das Kind gibt Schmerzen im Bereich des verrenkten Gelenks an.
- Das betroffene Gelenk zeigt eine abnorme Lage.
- Möglicherweise ist das Gelenk unnatürlich beweglich.

RICHTIG HANDELN

Verrenkungen

Nie versuchen, das Gelenk wieder einzurenken. Dadurch könnten Nerven oder Blutgefäße verletzt werden. Die Maßnahmen beschränken sich daher auf folgende einfache Punkte:

- Beruhigen des Kindes.
- Umpolstern des betroffenen Gelenks.
- Dem Kind helfen, sich nach den eigenen Wünschen zu lagern.
- Einen Notruf veranlassen, damit das Kind schonend zu einem Arzt gebracht werden kann. Kinder mit kleineren Verletzungen, etwa an einem Fingergelenk, können natürlich auch durch den Ersthelfer bzw. die Eltern zu einem Orthopäden oder Unfallarzt gefahren werden.
- Wärmeerhaltung, besonders wenn der Unfall beim Sport oder Herumtoben passiert ist.

Verschlucken eines Fremdkörpers

Kleinkinder wollen bei der Entdeckung ihrer Umwelt alles in den Mund nehmen. Deshalb kommt es leicht vor, dass ein Kind einen Gegenstand schluckt. Gelangt dieser über die Speiseröhre in den Magen, so besteht im Allgemeinen keine akute Gefahr. Wenn man nicht sicher ist, ob der Gegenstand für das Kind schädlich sein könnte, das Kind aber keine Beschwerden hat, kann der Kinderarzt oder die nächste Kinderklinik um Rat gefragt werden. Bei starken Schmerzen, dem Verschlucken von spitzen Fremdkörpern oder von Säuren und Laugen ist unbedingt ein Arzt aufzusuchen oder der Rettungsdienst zu verständigen.

Da der Kehlkopf die engste Stelle der Atemwege ist, können Fremdkörper auch dort hängen bleiben, wenn das Kind sie »verschluckt«. Sie werden dann in die Luftwege eingeatmet, statt über die Speiseröhre hinuntergeschluckt zu werden. Ein solches »Verschlucken« von Fremdkörpern bezeichnet man als Aspiration.

Bei Kleinkindern kommt es leicht zur Aspiration von Murmeln, kleinen Bausteinen oder hastig gegessenen Lebensmitteln. Aufgrund des Unfallhergangs wird die Situation in der Regel rasch erkannt. Typisch sind außerdem die folgenden Anzeichen:

- starker Hustenreiz
- Blauverfärbung der Haut
- pfeifendes Atemgeräusch, wenn der Fremdkörper in der Luftröhre festsitzt
- Atemnot
- Schluckbeschwerden
- Schmerzen in der Speiseröhre
- Panikstimmung

Zu beachten ist, dass Kinder oftmals Schmerzen nicht klar zuordnen können. Auch was das Kind verschluckt hat, lässt sich oftmals nur durch Beobachtung der vorgefundenen Umgebung/Gegebenheiten rekonstruieren. Vorsichtshalber sollte dem Kind nichts zu trinken gegeben werden.

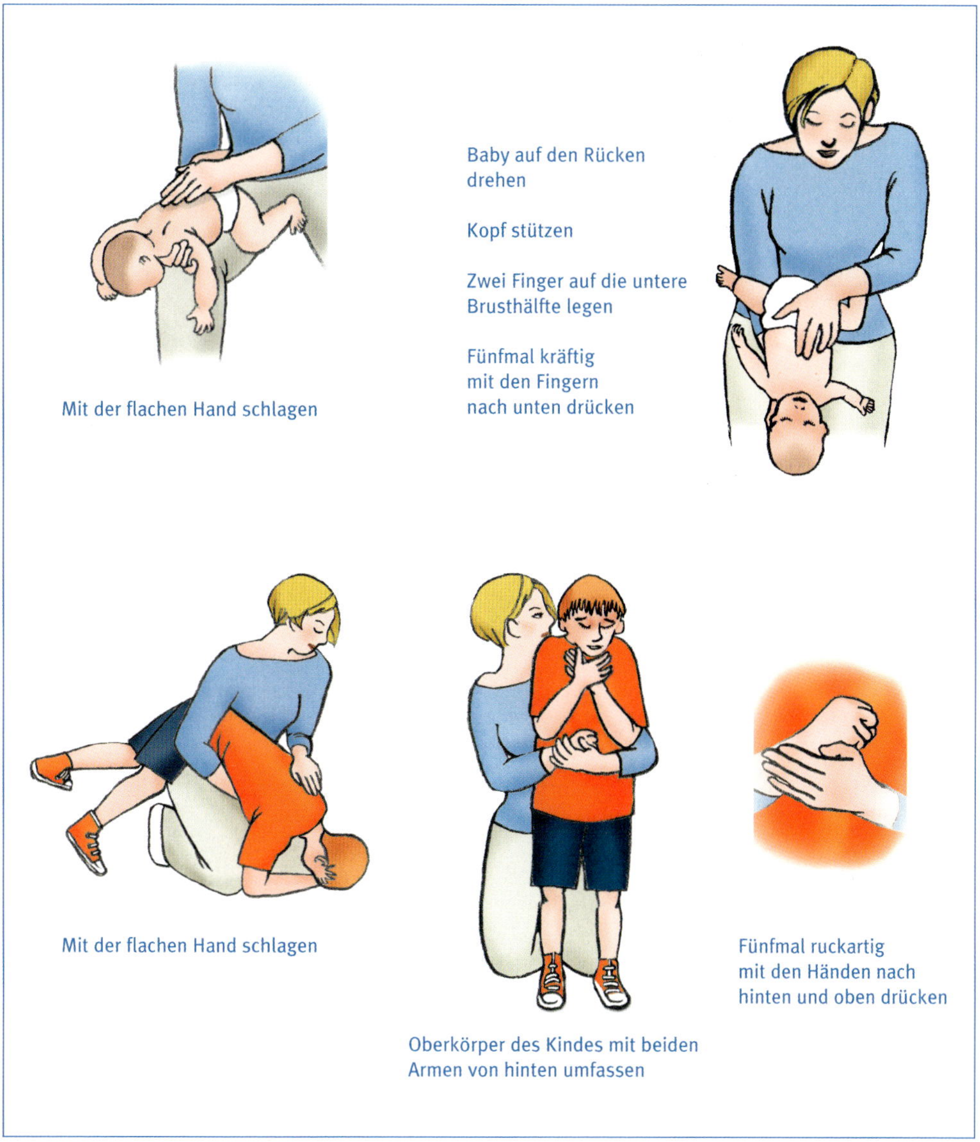

▲ Entfernen eines Fremdkörpers beim Säugling (oben) und beim größeren Kleinkind (unten). Zunächst können Sie durch Schläge auf den Rücken versuchen, den Fremdkörper zu entfernen. Hilft das nicht, versuchen Sie wie beschrieben die Entfernung durch ruckartiges Drücken des Brustkorbs von vorne.

RICHTIG HANDELN

Verschlucken eines Fremdkörpers

Folgende Maßnahmen sind zu ergreifen:
- Versuchen, das Kind zu beruhigen und Panik zu vermeiden.
- Halten Sie das Kind mit vornüber gebeugtem Oberkörper und schlagen mit der flachen Hand zwischen die Schulterblätter. Dadurch werden Hustenstöße unterstützt, die den Fremdkörper wieder herausbefördern können.
- Sollten diese Maßnahmen nicht sofort Erfolg haben: Veranlassen Sie einen Notruf und gehen zu den nachfolgenden Maßnahmen über:

Vorgehen bei Säuglingen:
- Den Säugling in eine rückwärtige Kopftieflage bringen.
- Dazu den Säugling rücklings auf Ihren Unterarm legen und dessen Kopf mit einer Hand halten.
- Den Arm mit dem Säugling auf den Oberschenkel legen.
- Fünfmal auf das untere Drittel des Brustbeins drücken, ähnlich wie bei der Herzdruckmassage, jedoch ruckartig und mit geringerer Frequenz (ca. 3 Sekunden Abstand).

Vorgehen bei Kindern:
- Hinter das Kind stellen, seinen Oberkörper nach vorne beugen und mit beiden Armen von hinten umfassen. Die Faust einer Hand in den Oberbauchbereich unterhalb des Brustbeins legen.
- Mit der anderen Hand die Faust umfassen und bis zu fünfmal ruckartig, kräftig nach hinten/oben drücken.
- Wenn sich der Zustand nicht bessert und das Kind zu ersticken droht, werden die dargestellten Maßnahmen im Wechsel wiederholt.
- Auch nach dem Entfernen des Fremdkörpers kann es noch zu Atemnot oder Atemstillstand kommen. Ursache hierfür könnte eine Schwellung oder Reizung der Atemwege sein.

Wunden und Blutungen

Schnitt- und Schürfwunden sind bei Kindern schon beinahe alltäglich und nur in den seltensten Fällen bedrohlich. Stark blutende Wunden sollten so versorgt werden, wie unter »Bedrohliche Blutungen« (Seite 105) dargestellt ist. Aber auch bei nicht lebensbedrohlichen Blutungen bestehen drei Wundgefahren:
- Blutung
- Infektion durch Eindringen von Keimen in die Wunde
- Schmerzen

An erster Stelle der Hilfeleistung steht auch hier das Beruhigen und Trösten des Kindes. Um sich ein Bild von der Wunde zu machen, können Schürfwunden vorsichtig mit lauwarmem Wasser und sterilen Kompressen abgetupft werden.

Wunden, die durch verklebtes Blut oder oberflächlichen Schmutz zunächst beeindruckend aussehen, entpuppen sich oft als weit harmloser. Dann kann die Wunde mit einem Wundschnellverband (»Pflaster«) oder einem

Verband vor weiteren Infektionen geschützt werden. Sollten sich Fremdkörper, etwa Glassplitter oder spitze Steine, in der Wunde befinden, muss das Kind einem Arzt vorgestellt werden, der die Fremdkörper entfernt und die Wunde fachgerecht versorgt.

Grundsätzlich gilt, dass Ersthelfer eine Wunde nicht medizinisch behandeln, also auch auf Desinfektionsmittel verzichten sollten. Ausnahmen bilden nur Desinfektionsmittel, die vom Arzt empfohlen wurden und deren Anwendung genau erklärt wurde. Doch Vorsicht! – Die Verwendung von Desinfektionsmitteln verschleiert das Wundbild, sodass bei einem Arztbesuch die Diagnose erschwert wird.

Um das Eindringen von Schmutz und Krankheitserregern zu vermeiden, sollte die Wunde durch einen Verband geschützt werden. Dieser besteht grundsätzlich aus einer

- sterilen Auflage, z. B. Kompresse
- Polsterung
- Befestigung

Für kleine Wunden eignet sich der Wundschnellverband, der in unterschiedlichen Breiten und Materialien angeboten wird. Größere Wunden können mit einem Verbandpäckchen versorgt werden oder mit einer Kompresse,

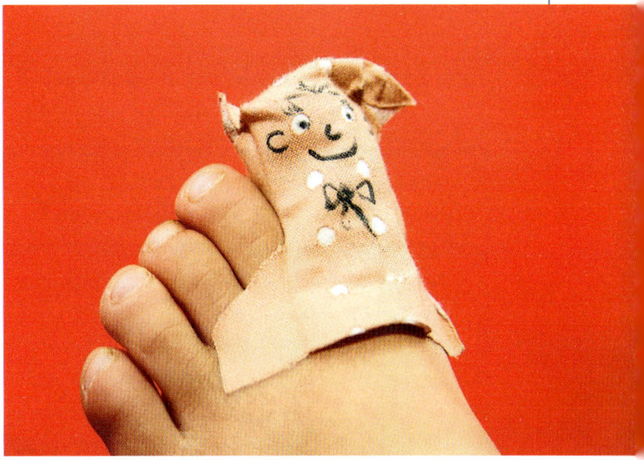

▲ Pflaster sollten Sie immer in der Hausapotheke haben.

die mit Heftpflasterstreifen über der Wunde fixiert wird.

Amputationsverletzungen

Glücklicherweise kommt es nur in seltenen Fällen zu Unfällen, bei denen ein Körperteil wie z. B. ein Finger abgetrennt wird. Eine sofortige Versorgung der Wunde und des Amputats erhöht die Chancen, dass dieser Körperteil wieder replantiert werden kann.

RICHTIG HANDELN

Amputationsverletzungen

- Stillen Sie die Blutung, indem Sie eine Wundauflage (Kompresse) fest auf die Wunde drücken. Halten Sie das verletzte Körperteil dabei immer über Herzniveau.
- Fixieren Sie die Kompresse mit Pflasterband oder einem normalen Druckverband.
- Wickeln Sie das Amputat in ein trockenes, steriles Verbandtuch ein, ohne es zu säubern. Verschließen Sie das Ganze in einem wasserdichten Plastikbeutel.
- Diesen Beutel können Sie in einen zweiten, größeren Beutel geben, in dem Wasser und ggf. Eiswürfel sind.
- Geben Sie den Beutel dem Rettungsdienst mit.

Wundschnellverband

Beim Anlegen eines Wundschnellverbands ist darauf zu achten, dass die Mullauflage größer als die Wunde ist, damit das Pflaster nicht mit der Wunde verklebt. Beide Folien werden so abgezogen, dass das Mullkissen nicht berührt und direkt auf die Wunde gelegt wird. Anschließend werden die Pflasterstreifen vorsichtig auf die Haut gedrückt.

Befindet sich die zu versorgende Wunde am Ellbogen oder Kniegelenk, ist es günstig, wenn der Klebestreifen zweimal keilförmig eingeschnitten wird und das Gelenk beim Anlegen des Pflasters leicht angewinkelt ist.

Ist ein Schnitt an der Fingerkuppe mit einem Wundschnellverband zu versorgen, so empfiehlt sich der Fingerkuppenverband. Hierzu wird ein Streifen Wundschnellverband abgeschnitten, der doppelt so lang ist wie die zwei obersten Fingerglieder. Sodann wird beidseits in der Mitte ein keilförmiges Stück aus den Klebestreifen herausgeschnitten.

Nachdem beide Folien abgezogen wurden, wird der verletzte Finger etwa auf die Hälfte des Wundschnellverbands gelegt und der untere Teil der Pflasterstreifen befestigt. Anschließend wird die überstehende Pflasterhälfte über die verletzte Fingerkuppe gezogen und festgeklebt. Bei Kindern bietet es sich an, dass aus dem Pflaster eine Fingerpuppe gestaltet wird.

Nasenbluten

Durch einen Schlag auf die Nase oder durch heftiges Naseputzen kann es zu Nasenbluten kommen, das im Allgemeinen ungefährlich ist. Nur lang anhaltendes Nasenbluten muss ärztlich versorgt werden, um einen schädlichen Blutverlust zu verhindern.

RICHTIG HANDELN

Nasenbluten

Meistens kann mit einfachen Maßnahmen die Blutung beendet werden:

- Beruhigen Sie das Kind.
- Lassen Sie das Kind sich hinsetzen und den Kopf nach vorne beugen. (Keinesfalls sollte es den Kopf nach hinten halten.)
- Legen Sie zusätzlich einen kalten Waschlappen oder eine Kältepackung auf den Nacken. Dadurch verengen sich die Blutgefäße. Achten Sie dabei darauf, dass ein Kälte- oder Eispäckchen immer in ein Tuch eingewickelt wird, um so einen direkten Kontakt des kalten Materials zur Haut zu vermeiden.
- Bei Blutungen über mehrere Minuten oder bei einer besonders starken Blutung können Sie versuchen, durch Zuhalten der Nase die Gefäße zusammenzudrücken, um den Blutfluss zu stoppen. Veranlassen Sie in diesen Fällen auf jeden Fall den Notruf.

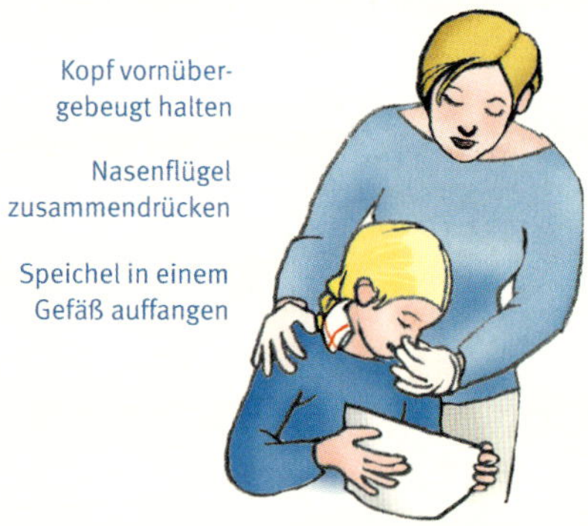

▲ **Bei starkem Nasenbluten sollte der Kopf nach vorne gehalten werden**

Blutungen im Mund

Durch Stürze oder Prügeleien kann es zu Verletzungen der Mundhöhle oder der Zähne kommen. Grundsätzlich gelten ähnliche Maßnahmen wie beim Nasenbluten:

RICHTIG HANDELN

Blutungen im Mund

- Das Kind sich hinsetzen und den Kopf nach vorne beugen lassen, damit das Blut abfließen kann.
- Eine Blutung der Lippen oder der Zunge kann gestillt werden, indem eine Kompresse aufgelegt und beidseits zusammengedrückt wird.
- Blutungen des Zahnfleischs oder des Gaumens können gestillt werden, indem eine Kompresse aufgedrückt wird.
- Ausgeschlagene Zähne aus der Mundhöhle entfernen und nach Möglichkeit feucht in einer Kochsalzlösung oder auch in Milch, wenn nichts anderes zur Verfügung steht, aufbewahren (bei älteren Kindern möglicherweise im Mund unter der Zunge). In den Schulen gibt es sogenannte Zahnrettungsboxen.

Fremdkörper in Wunden

Fremdkörper können beim Spiel der Kinder oder aus Unachtsamkeit in das Gewebe eindringen und stecken bleiben. Diese Fremdkörper unbedingt in der Wunde belassen, da sie sonst zusätzliche Schädigungen verursachen können durch

- Blutung beim Herausziehen des Fremdkörpers,
- Abbrechen des Fremdkörpers, vor allem, wenn ein Teil in der Wunde verbleibt, sowie
- zusätzliche Verletzung des Gewebes durch Widerhaken.

RICHTIG HANDELN

Fremdkörper in Wunden

- Beruhigen des Kindes.
- Fremdkörper in der Wunde belassen.
- Wunde locker mit sterilem Verbandmaterial bedecken.
- Große Fremdkörper so umpolstern, dass sie nicht weiter in die Wunde eindringen können.
- Notruf veranlassen.

Zeckenbiss

Zecken können über ihren Speichel zwei verschiedene Krankheiten übertragen: die Zeckenborreliose (Wanderröte) und die Frühsommer-Meningoenzephalitis (FSME). Wird bei einem Kind eine Zecke bemerkt, besteht noch kein Anlass zur akuten Sorge. Um das Risiko einer Infektion zu verringern, sollte die Zecke mit einer spitzen Pinzette direkt über der Haut gefasst und senkrecht herausgezogen werden. Hierzu eignen sich eine einfache Splitterpinzette oder eine in Apotheken erhältliche »Zeckenzange«. Auf keinen Fall die Zecke mit dem Auftragen von Vaseline, Öl oder Nagellack ersticken!

Zeckenborreliose und FSME Die Zeckenborreliose wird durch Bakterien ausgelöst, die von Zecken übertragen werden. Sie äußert sich durch eine Hautrötung, die von der Bissstelle ausgeht und sich über die Umgebung ausbreitet. Allgemeine Kennzeichen einer Infektion, wie Fieber und Krankheitsgefühl des Kindes, können hinzukommen. Die Gefahr liegt in möglichen chronischen Spätschäden, die die Gelenke und das Nervensystem betreffen.

Im Gegensatz zur FSME ist die Zeckenborreliose im gesamten Bundesgebiet verbreitet. Allerdings ist der Anteil der infizierten Zecken unterschiedlich; er schwankt zwischen 5 und 40 Prozent. Doch nur bei etwa jeder zweiten infizierten Zecke führt ihr Biss auch zu einer Erkrankung des Menschen an Borreliose. Die Behandlung erfolgt mittels Antibiotika; eine Schutzimpfung ist nicht möglich.

FSME wird durch Zecken übertragen, wobei die Wahrscheinlichkeit einer Übertragung regional unterschiedlich ist. In bestimmten Gebieten Süddeutschlands, Österreichs und der Schweiz, in Thüringen, Teilen Sachsens und Brandenburgs sowie in weiten Teilen Mecklenburgs können Zecken Träger des Virus sein. Eine Schutzimpfung bietet einen Schutz vor dem Risiko einer Hirnhautentzündung, die im Laufe einer FSME auftreten kann, nicht gegen Zeckenborreliose. Der Kinderarzt berät über Vorteile und Risiken der Schutzimpfung.

Kennzeichen der von Zecken übertragenen Krankheiten

Zeckenborreliose	FSME
5 bis 29 Tage nach dem Biss: Rötung in der Umgebung der Bissstelle (kann auch fehlen) 4 bis 16 Wochen nach Biss: Kopfschmerzen Übelkeit Fieber Ausschläge Muskel-/Gelenkschmerzen	3 bis 28 Tage nach Biss: Fieber (ca. 39 °C) Kopf-/Gliederschmerzen nach 3–7 Tagen: beschwerdefrei
Spätmanifestation: bei nicht ausreichender Behandlung chronische Infektion mit Erkrankung des peripheren Nervensystems	Bei einem Teil der Erkrankten kann eine zweite Krankheitsphase folgen: Fieber; Hirnhautentzündung

Normalwerte

Atem- und Herzfrequenz

Damit Sie Atem- und Herzfrequenz altersabhängig einschätzen können, finden Sie die wichtigsten Daten in der folgenden Tabelle. Bitte betrachten Sie die Zahlen als ungefähre Durchschnittswerte. Und denken Sie daran: Ein Kind, das herumtobt und spielt, hat erheblich höhere Atem- und Herzfrequenzen.

Atem- und Herzfrequenz in Abhängigkeit vom Alter

Alter (Jahre)	Atemfrequenz (pro Minute)	Herzfrequenz (pro Minute)
unter 1	30–40	110–160
2–5	25–30	95–140
5–12	20–25	80–120
über 12	15–20	60–100

Körpertemperatur

Was ist normal? Früher wurde gelehrt, dass 37 °Celsius die normale Körpertemperatur des Menschen sei. Wissenschaftliche Untersuchungen haben jedoch gezeigt, dass die Temperatur in Abhängigkeit von Tageszeit, Alter, körperlicher Aktivität bei jedem Menschen in unterschiedlicher Weise um einen individuellen Mittelwert herumschwankt.

Hinzu kommt, dass die Temperatur an unterschiedlichen Stellen des Körpers unterschiedlich hoch ist. Aus diesem Grund spricht man auch nicht mehr von der Normaltemperatur, sondern vom Normaltemperaturbereich.

Neben den bisher angewandten Methoden der Temperaturmessung im Mund oder im Po gewinnt zunehmend die sehr exakte Temperaturmessung im Ohr an Bedeutung. Mit diesem relativ neuen Verfahren, welches auf Infrarot-/Wärmestrahlung reagiert, ist es möglich, den Temperatur-Normbereich schnell und sicher zu erfassen. Ein solches Ohr-Thermometer ist besonders zur Fiebermessung bei Kindern geeignet, da diese die Messung mit althergebrachten Methoden oft als unangenehm empfinden.

Temperatur (in °C, ermittelt mit Ohr-Thermometer) in Abhängigkeit vom Alter

Alter	Temperatur (°C)
0–2 Jahre	36,4–38,0
3–10 Jahre	36,1–37,8

Bei der Messung mit unterschiedlichen Methoden ergeben sich folgende Abweichungen

Messort	Temperaturbereich (°C)
Ohr	35,8–37,5
Po	36,6–38,0
Mund	35,5–37,5

Weitere Informationen

Impfempfehlungen
Deutsches Grünes Kreuz: http://dgk.de

Ständige Impfkommission (STIKO) des Robert Koch-Instituts (RKI): www.rki.de

Berufsverband der Kinder- und Jugendärzte: www.kinderaerzte-im-netz.de

Gesunde Ernährung
Deutsche Gesellschaft für Ernährung: www.dge.de

Verbraucherschutz Ernährung Landwirtschaft e. V. (Bonn): www.was-wir-essen.de

Familienhandbuch: www.familienhandbuch.de

Berufsverband der Kinder- und Jugendärzte: www.kinderaerzte-im-netz.de

Hebammen: www.hebammenverband.de und www.bdh.de

Arbeitsgemeinschaft freier Stillgruppen (AFS): www.afs-stillen.de

Fahrrad und Auto
Allgemeiner Deutscher Fahrrad-Club e. V.: www.adfc.de

Bundesarbeitsgemeinschaft Mehr Sicherheit für Kinder e.V.: www.kindersicherheit.de

Sicher im Auto: www.sicher-im-auto.com

Kindersicherer Haushalt
Bundesarbeitsgemeinschaft Mehr Sicherheit für Kinder e.V.: www.kindersicherheit.de

Verbraucherzentrale Bundesverband: www.vzbv.de

Kinderwagen
Stiftung Warentest: www.test.de

Schadstoffe
Verbraucherinitiative e.V.: www.verbraucher.org

Schadstoffarme Kinderzimmer: www.verbraucher.com

Infos über qualitativ hochwertige Baustoffe, Bauprodukte und Einrichtungsgegenstände: www.natureplus.org

Informationen für die ganze Familie rund um Gesundheit, Bauen, Ernährung, Freizeit, Versicherung und Geld: www.oekotest.de

Schlaf
Mehr Informationen dazu:
BZGA: www.kindergesundheit-info.de

Spiele und Prüfzeichen
Spiele für unterwegs: www.kinderspiele-tipps.de

Übersicht über gängige Labels und ihre Bedeutung: www.label-online.de

Vorsorgeuntersuchungen
Bundeszentrale für gesundheitliche Aufklärung: www.ich-geh-zur-u.de

Berufsverband der Kinder- und Jugendärzte: Ist mein Kind gesund?: www.kinderaerzte-im-netz.de

Zahngesundheit

Berufsverband der Kinder- und Jugendärzte:
www.kinderaerzte-im-netz.de

Kassenärztliche Vereinigung Nordrhein:
www.zahnaerzte-nr.de/
wissen/kinder_und_eltern

Zahnärzte Baden-Württemberg:
www.lzk-bw.de

Arbeitsgemeinschaft Zahngesundheit:
www.agz-rnk.de

Behandlungs- und Informationszentren bei Vergiftungen

Berlin
Institut für Toxikologie
Giftnotruf Berlin
Tel.: 0 30/1 92 40
Fax: 0 30/3 97 84-3 80

Berlin
Charité, Campus Virchow Klinikum
Nephrologie und internistische Intensivmedizin
Tel.: 0 30/45 05-35 55, 35 65
Fax: 0 30/4 50 53-9 15

Bonn
Informationszentrale gegen Vergiftungen, Zentrum für Kinderheilkunde der Rheinischen Friedrich Wilhelms-Universität Bonn
Tel.: 02 28/1 92 40
Fax: 02 28/2 87-33 14

Erfurt
Gemeinsames Giftinformationszentrum der Länder Mecklenburg-Vorpommern, Sachsen, Sachsen-Anhalt und Thüringen
Tel.: 03 61/7 30-7 30
Fax: 03 61/7 30-73 17

Freiburg
Universitätskinderklinik Freiburg Informationszentrale für Vergiftungen
Tel.: 07 61/1 92 40
Fax: 07 61/2 70-44 57

Göttingen
Giftinformationszentrum-Nord, Zentrum für Toxikologie
Tel.: 05 51/1 92 40
Fax: 05 51/3 83 18 81
Stand: Februar 2007

Homburg
Universitätskliniken, Klinik für Kinder- und Jugendmedizin, Informations- und Beratungszentrum für Vergiftungsfälle
Tel.: 0 68 41/1 92 40
Fax: 0 68 41/1 62 84 38

Mainz
Beratungsstelle bei Vergiftungen, II. Med. Poliklinik der Universität
Tel.: 0 61 31/1 92 40
Fax: 0 61 31/23 24 69

München
Giftnotruf München, Toxikologische Abt. der II. Medizinischen Klinik rechts der Isar der Technischen Universität München
Tel.: 0 89/1 92 40
Fax: 0 89/41 40-24 67

Nürnberg
II. Medizinische Klinik des Klinikums Nürnberg, toxikologische Intensivstation
Tel.: 09 11/3 98-24 51
Fax: 09 11/3 98-21 92

Notrufnummern

Notruf bundesweit	112
Krankentransport	19222 (ohne Vorwahl)
Polizei	110

Register

Bibliografische Information der Deutschen Nationalbibliothek
Die Deutsche Nationalbibliothek verzeichnet diese Publikation in der Deutschen Nationalbibliografie; detaillierte bibliografische Daten sind im Internet über http://www.dnb.d-nb.de abrufbar.

Programmplanung: Uta Spieldiener

Redaktion: Dr. Sabine Klonk
Bildredaktion: Christoph Frick, Dr. Sabine Klonk

Umschlaggestaltung und Layout:
CYCLUS Visuelle Kommunikation

Umschlagfoto: Gettyimages
Fotos im Innenteil:
Baby-Walz, Bad Waldsee: S. 53, 55, 82; Digital Vison: S. 114; Florapress: S. 89; Fotolia.com: S. 137, 145; alkolin-Fotolia.com: S. 134; bilderquelle-Fotolia.com: S. 65; joern buchheim-Fotolia.com: S. 66; Cherlyl Casey-Fotolia.com: S. 110; ChriSes-Fotolia.com: S. 123; contrastwerkstatt-Fotolia.com: S. 4 oben, 8, 92; DeviGB-Fotolia.com: S. 68; Doc RaBe-Fotolia.com: S. 108; Nicole Effinger-Fotolia.com: S. 54, 133; Klaus Eppele-Fotolia.com: S. 131; Petro Feketa-Fotolia.com: S. 60; Stephanie Frey-Fotolia.com: S. 128; iofoto-Fotolia.com: S. 59; Ramona Heim-Fotolia-com: S. 5 unten, 62; klickit-Fotolia.com: S. 6 oben, 90; Kurhan-Fotolia-com: S. 39; lisalucia-Fotolia.com: S. 51; Lucky Dragon-Fotolia.com: S. 81; mangostock-Fotolia-com: S. 23; Macsimum-Fotolia.com: S. 75; manu-Fotolia.com: S. 80; othistewolf-Fotolia.com: S. 71; Papirazzi-Fotolia.com: S. 67; Renata Osinska-Fotolia.com: S 87; Tatyana Gladskih-Fotolia.com: S. 18; Theogott-Fotolia.com: S. 85; Pix4U-Fotolia.com: S. 26; Udo Kroener-Fotolia.com: S. 27; Vacheslav Anyakin-Fotolia.com: S. 73; Visionär-Fotolia.com: S. 6 unten, 112; Vojtech Vlk-Fotolia.com: S. 31; Gettyimages: S. 3; Image Source: S. 84; Image State: S. 47; MEV: S. 107; Photo Alto: S. 50; Photo Disc: S. 14, 121; Photononstop: S. 11; Pixland: S. 5 oben, 44; Shotshop: S. 16, 4 unten; www.wohlfix.de: S. 49;
Bei den Fotos handelt es sich um gestellte Aufnahmen.

Zeichnungen: Susanne Tischewski

1. Auflage 2010

Oswald-Hesse-Straße 50, 70469 Stuttgart

Printed in Germany

Satz: Fotosatz Buck, Kumhausen
gesetzt in: Indesign CS3
Druck: Grafisches Centrum Cuno GmbH & Co. KG, Calbe

Gedruckt auf chlorfrei gebleichtem Papier

ISBN 978-3-8304-3414-6 1 2 3 4 5 6

SERVICE

Liebe Leserin, lieber Leser,

hat Ihnen dieses Buch weitergeholfen? Für Anregungen, Kritik, aber auch für Lob sind wir offen. So können wir in Zukunft noch besser auf Ihre Wünsche eingehen. Schreiben Sie uns, denn Ihre Meinung zählt!

Ihr TRIAS Verlag
E-Mail Leserservice: heike.schmid@medizinverlage.de
Lektorat TRIAS Verlag, Postfach 30 05 04, 70445 Stuttgart, Fax: 0711-8931-748